Wolfgang Link | Dr. Jürgen Voll

Low-Carb für Diabetiker

29 kohlenhydratarme Rezepte zur Blutzuckerregulation

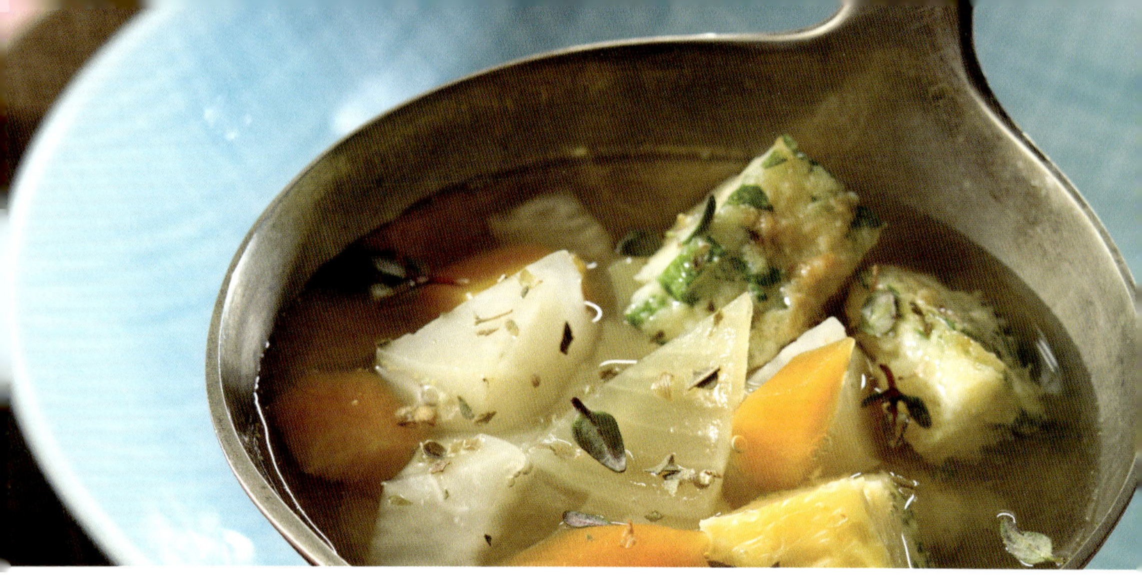

Inhalt

Rezepte

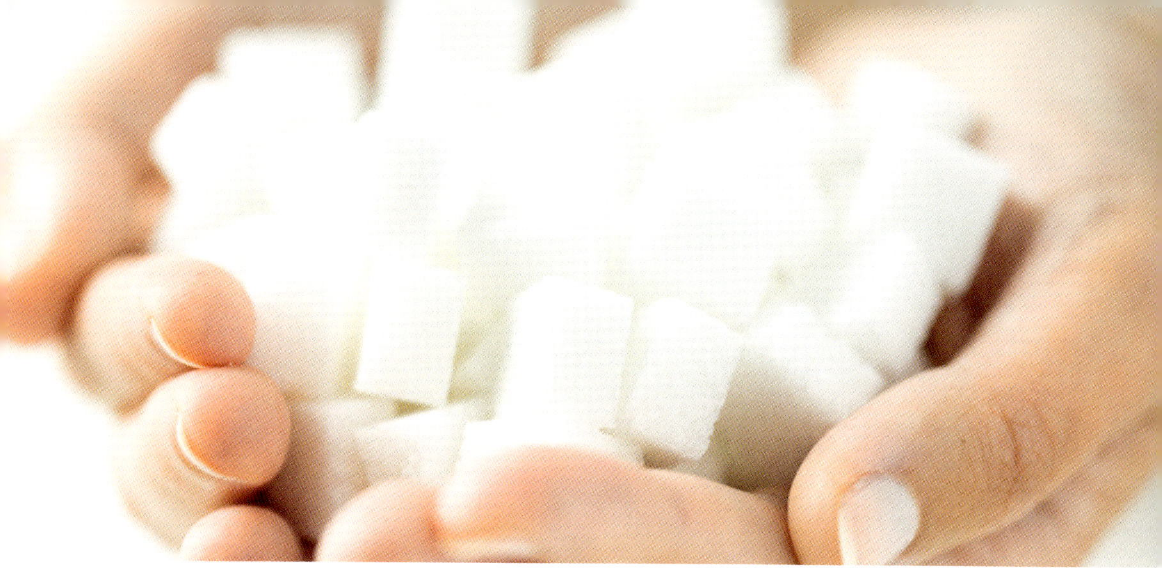

Diabetes in Zahlen

Diabetes entwickelt sich mit einer dramatischen Geschwindigkeit zur Epidemie des 21. Jahrhunderts. Derzeit sind laut Internationaler Diabetes Federation (IDF) weltweit schätzungsweise über 387 Millionen Menschen betroffen. In den nächsten 20 Jahren wird die Zahl der Diabetiker rund um den Globus voraussichtlich auf fast 600 Millionen ansteigen.

Hierzulande befinden sich etwa sechs Millionen Menschen aufgrund eines diagnostizierten Diabetes in ärztlicher Behandlung. Von diesen sind etwa 90 Prozent an einem Typ-2-Diabetes erkrankt, der vermehrt im höheren Lebensalter auftritt und mit Übergewicht und Bewegungsmangel einhergeht. Besonders alarmierend ist jedoch, dass sich der sogenannte »Altersdiabetes« inzwischen auch zunehmend unter Kindern und Jugendlichen verbreitet. Im Gegensatz zum Typ-1-Diabetes, bei dem sich das körpereigene Immunsystem gegen die insulinproduzierenden Zellen der Bauchspeicheldrüse richtet, entwickelt sich der Typ-2-Diabetes schleichend und bleibt aufgrund fehlender und unspezifischer Symptome meist lange unerkannt. Die Dunkelziffer ist demzufolge hoch und die Zahl der Betroffenen wird in Deutschland auf weitere zwei bis fünf Millionen Menschen geschätzt! Dies ist von besonderer Bedeutung, da sich nicht nur beim diagnostizierten Diabetes, sondern auch bereits im Falle einer unentdeckten Zuckerkrankheit Folgeerkrankungen entwickeln können.

Wenn der Zuckerstoffwechsel aus dem Ruder läuft

Unser Zuckerstoffwechsel ist sehr komplex reguliert. Sowohl zu hohe als auch zu niedrige Blutzuckerspiegel können für den Organismus lebensbedrohlich werden. Daher ist es oberstes Ziel des Körpers, den Blutzucker in engen, ungefährlichen Grenzen zu halten. Für die Senkung des Blutzuckerspiegels ist das Hormon Insulin verantwortlich, das in den Betazellen der Langerhans-Inseln der Bauchspeicheldrüse produziert wird. Es gibt an Leber- und Muskelzellen, die mit entsprechenden Rezeptoren ausgestattet sind, das Signal, Glukose (Traubenzucker) in das Zellinnere aufzunehmen, um sie dort zu speichern oder für die Muskelaktivität zu nutzen.

Bei einer Störung des Zuckerstoffwechsels spricht man von Prädiabetes bzw. Diabetes. Diese kann sowohl in einer geringeren Empfindlichkeit der Zellen für das Hormon Insulin (Insulinresistenz) als auch in einer zunehmend geringer werdenden Produktion von Insulin begründet sein (siehe dazu Info auf Seite 6). Dies führt zu längerfristig bis dauerhaft erhöhten Blutzuckerwerten, die letztendlich für zahlreiche Folgeerkrankungen verantwortlich sind.

Von Diabetes spricht man, wenn folgende Grenzwerte überschritten werden:

- ein nüchtern gemessener Blutzuckerwert im venösen Blut von 126 mg/dl oder höher oder
- ein zu einem x-beliebigen Zeitpunkt am Tag gemessener Blutzuckerspiegel, der im venösen Blut bei 200 mg/dl oder darüber liegt (siehe dazu auch oraler Glukosetoleranztest Seite 7) oder
- ein HbA_{1c} (»Blutzuckerlangzeitgedächtnis« ➜ spiegelt den Blutzuckerverlauf der letzten Wochen wider) über 6,5 Prozent.

Insulinresistenz

Wenn die Körperzellen nach einer kohlenhydrathaltigen Mahlzeit nicht mehr wie gewohnt auf das von der Bauchspeicheldrüse ausgeschüttete Insulin reagieren, spricht man von einer Insulinresistenz. Sie ist nur zum Teil genetisch bedingt. Übergewicht (vor allem Fettansammlungen im Bauchbereich), Fehlernährung und Bewegungsmangel haben einen erheblichen Anteil daran, dass die Empfindlichkeit der Zellen für Insulin abnimmt.

Je kohlenhydratreicher eine Mahlzeit ist, umso mehr ist die Bauchspeicheldrüse gefordert, die Insulinproduktion zu steigern, um die Zellen doch noch zur Zuckeraufnahme zu bewegen und so den Blutzuckerspiegel wieder auf ein normales Niveau zu senken. Hohe Insulinspiegel setzen jedoch nicht nur einen erheblichen Mehraufwand der Bauchspeicheldrüse voraus, sondern erschweren auch die Gewichtsreduktion, da sie die Fettspeicherung (aus Nahrungsfetten und überschüssigen Kohlenhydraten) fördern und gleichzeitig den Fettabbau hemmen. Das lässt den Körper noch unempfindlicher für Insulin werden. So kommt ein »metabolisches Perpetuum mobile« in Gang, in dessen Verlauf sich die Kapazität der Bauchspeicheldrüse erschöpft und die Blutzuckerwerte nicht mehr dauerhaft gesenkt werden können.

Besonders tückisch: Eine Insulinresistenz macht zunächst keine Beschwerden. Allerdings gibt es einige Warnzeichen, die auf eine Insulinresistenz deuten – etwa ein Zuwachs an Fettpolstern im Bauchbereich, erhöhte Triglyzeridwerte oder auch ein erhöhter Blutdruck.

Wichtig zu wissen: Eine Insulinresistenz und dadurch bedingte hohe Insulinspiegel sind durchaus keine harmlose Störung, sondern ein ernsthaftes Gesundheitsproblem mit weitreichenden Folgen. Denn schädigende Entzündungsprozesse an den Gefäßen finden nachweislich schon im vordiabetischen Stadium statt.

Mit einer Low-Carb-Ernährung lässt sich die Insulinresistenz durchbrechen.

Wie lässt sich eine Insulinresistenz feststellen?

Der HOMA-Index

Das Ausmaß der Insulinresistenz lässt sich über den sogenannten HOMA-Index (= engl. Homeostasis Modell Assessment) abschätzen. Hierbei werden sowohl der Nüchternblutzucker als auch der (Nüchtern-)Insulinspiegel bestimmt. Aus beiden lässt sich der HOMA-Index berechnen:

HOMA
= Nüchternblutzucker (in mg/dl)
x Insulin (in µU/ml) / 405

Vereinfacht ausgedrückt spiegelt der HOMA-Index wider, wie viel Mehrarbeit die Bauchspeicheldrüse im Nüchternzustand leisten muss, um den Blutzucker im normalen Bereich zu halten. Dies hängt von der Wirksamkeit des Insulins ab.

Ein HOMA-Index von 2,0 besagt, dass das Insulin in Relation zum Nüchternblutzucker auf das Doppelte des Üblichen erhöht ist. Anders ausgedrückt wirkt das Insulin nur halb so gut, wie es eigentlich sollte. Ab einem HOMA-Index von über 2,5 spricht man von einer mäßigen, ab einem HOMA-Index über 5,0 bereits von einer schweren Insulinresistenz.

Der Triglyzerid-/ HDL-Cholesterin-Quotient

Als Maß für die Insulinresistenz kann auch das Verhältnis von Triglyzeriden zum HDL-Cholesterin bestimmt werden: Liegt es bei Frauen über 2,5 oder bei Männern über 3,5, kann man von einer signifikanten Insulinresistenz und einem deutlich erhöhten Risiko für Herz- oder Gefäßkrankheiten ausgehen.

Der orale Glukosetoleranztest

Der orale Glukosetoleranztest dient zum einen als Nachweis einer gestörten Glukoseverwertung und zum anderen zur Frühdiagnostik einer Zuckererkrankung. Zwei Stunden nach dem Trinken einer Testlösung mit 75 Gramm Glukose (Traubenzucker) wird der Blutzucker gemessen. Beim Gesunden steigt der Wert nicht über 140 mg/dl an. Besteht eine Insulinresistenz, werden Blutzuckerwerte zwischen 140 mg/dl und 200 mg/dl als Ausdruck einer prädiabetischen Stoffwechsellage gemessen. Ab Werten über 200 mg/dl spricht man von einem Diabetes mellitus.

Diabetes und seine Folgen

Diabetiker sind von einer Vielzahl von Folgeerkrankungen bedroht, die alle eine Gemeinsamkeit haben: eine Schädigung der Gefäßinnenwände durch längerfristig erhöhte Blutzuckerwerte. So finden sich bei Zuckerkranken arteriosklerotische Veränderungen im Bereich der Herzkranzgefäße oder der hirnversorgenden Arterien. Drei Viertel aller Diabetiker versterben an akuten Gefäßverschlüssen, z. B. einem Herzinfarkt oder Schlaganfall. Viele haben gleichzeitig erhöhte Blutfettwerte und/oder Bluthochdruck – beide sind unabhängige Risikofaktoren für das Herz-Kreislauf-System.

Achtung: Fettleber!

Bis zu 90 Prozent aller Typ-2-Diabetiker haben zudem eine nichtalkoholische Fettleber. Sie spielt einerseits eine zentrale Rolle bei der Entwicklung eines Typ-2-Diabetes und stellt zudem einen bislang völlig unterschätzten – übrigens vom Diabetes unabhängigen – Risikofaktor für die Entstehung von Herz- und Hirninfarkt, Alzheimer und zahlreichen weiteren Erkrankungen dar. Das betrifft übrigens nicht nur übergewichtige, sondern durchaus auch schlanke Diabetiker.

Die Leberverfettung wird durch hohe Insulinspiegel gefördert, die durch eine genetische Stimulation in der Leber die Fettbildung aus Kohlenhydraten anregen. Bisher existiert kein Medikament, das diesem Prozess direkt entgegenwirkt. Eine Lebensstiländerung mit einer sinnvollen Kombination aus Bewegung und einer kohlenhydratbewussten Ernährung gilt derzeit als einzig wirkungsvoller Therapieansatz.

Langjährig erhöhte Blutzuckerwerte greifen außerdem die feinsten Gefäße in den Nieren an, in denen das Blut gefiltert wird. Schreitet diese Schädigung – die diabetische Nierenerkrankung – unbehandelt fort, droht die Dialyse. Etwa ein Drittel aller Dialysepatienten in Deutschland sind Diabetiker. Diabetes kann zudem im wahrsten Sinne des Wortes ins Auge gehen. Diabetesbedingte Netzhautveränderungen bedrohen das Augenlicht.

Zudem entwickelt etwa ein Viertel aller Diabetiker als Spätkomplikation einer Durchblutungs- und/oder Nervenstörung (siehe nächster Absatz) im Laufe des Lebens ein diabetisches Fußsyndrom (DFS), das auch heute noch die häufigste Ursache für Amputationen an den Extremitäten ist, die nicht auf einen Unfall zurückzuführen sind.

Die häufigste Form der Nervenstörung – die sogenannte diabetischen Polyneuro-

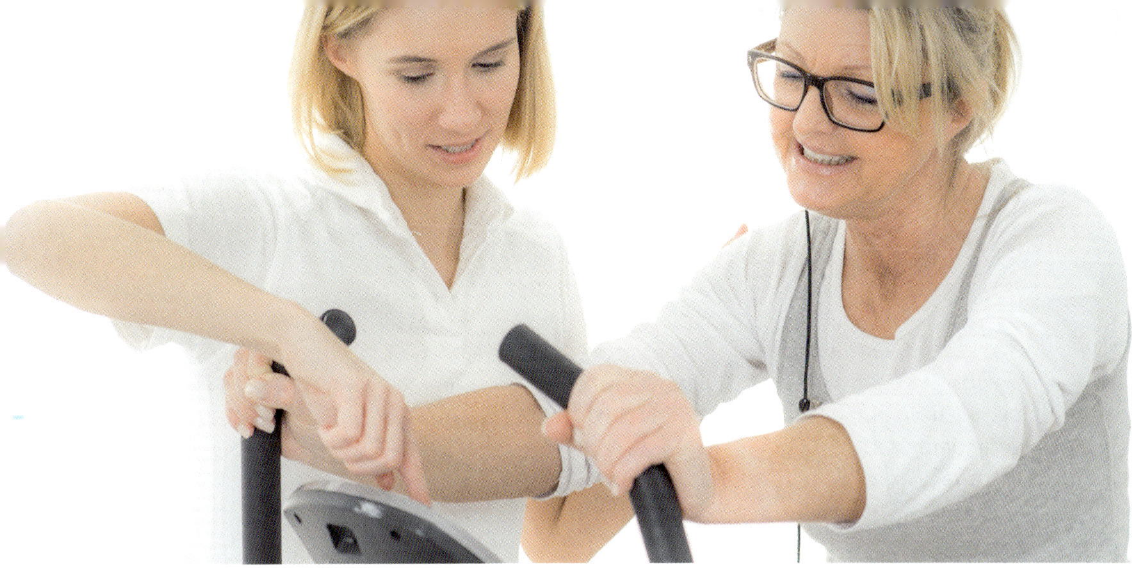

pathie – beginnt mit sensiblen Reiz- und Ausfallerscheinungen an beiden Füßen. Betroffen sind dabei das Vibrations-, Berührungs- sowie Schmerz- und Temperaturempfinden. Die Beschwerden reichen von einem pelzigen Gefühl über Kribbeln und Ameisenlaufen bis hin zu brennenden, bohrenden Schmerzen. Besonders tückisch ist eine Reduzierung oder der vollständige Verlust des Berührungs- und Schmerzempfindens, wodurch beispielsweise Blasen durch zu enge oder schlecht sitzende Schuhe sowie Verbrennungen durch heiße Bäder oder Wärmflaschen häufig nicht bemerkt oder zu spät erkannt werden und zu einem DFS führen können.

KLINGT ALLES ZIEMLICH ERSCHRECKEND. Aber es gibt auch eine gute Botschaft: Bei konsequenter Blutzuckereinstellung lässt sich das Risiko für Begleiterscheinungen und Folgeerkrankungen deutlich senken. Die richtige Ernährung leistet dazu einen wesentlichen Beitrag!

Das große Ziel: Dauerhaft stabile Blutzuckerwerte

Es ist unumstritten, dass Diabetiker ein Problem mit dem Kohlenhydratstoffwechsel haben. Was liegt also näher, als die täglichen Kohlenhydratportionen zu reduzieren und so das Problem an der Wurzel zu packen?

Jahrzehntelang plädierten Diabetes- und Ernährungsfachgesellschaften für eine kohlenhydratreiche und fettreduzierte Ernährung (45 bis 60 Prozent der Energiezufuhr aus Kohlenhydraten, maximal 30 bis 35 Prozent der Energiezufuhr aus Fett) für Menschen mit Diabetes. Und das, obwohl zahlreiche Studien längst die Vorteile einer Diabetesernährung mit einer Reduzierung der Kohlenhydrate zugunsten von Fett und Eiweiß belegen.

MITTLERWEILE ist auch in Deutschland – wenn auch noch zögerlich – ein Umdenken erkennbar. Einschlägige Fachgesellschaften sehen das Heil für Diabetiker nicht mehr ausschließlich in einer fettarmen (und dabei notwendigerweise kohlenhydratlastigen) Ernährung, sondern betrachten eine kohlenhydratreduzierte Ernährungsweise inzwischen zumindest als gleichwertige Alternative.

Die positiven Auswirkungen einer Low-Carb-Ernährung auf den Zuckerstoffwechsel liegen klar auf der Hand. Die Einschränkung der Kohlenhydratmenge (vor allem von zucker- und stärkereichen Lebensmitteln) sorgt dafür, dass der Blutzuckerspiegel nach den Mahlzeiten weniger stark ansteigt. Das reduziert den Insulinbedarf. Extreme Blutzuckerspitzen und -schwankungen werden vermieden, was Heißhungerattacken verhindert, die mit überflüssigen Kalorien bekämpft werden. Das lässt zusammen mit einer – dank niedriger Insulinspiegel – verbesserten Fettverbrennung die Pfunde purzeln und sorgt über eine gesteigerte Wirksamkeit des Insulins ebenfalls für einen geringeren Insulinbedarf.

Die günstigen Effekte zeigen sich jedoch nicht nur im Hinblick auf eine Gewichtsreduzierung, sondern vor allem in deutlichen Verbesserungen sämtlicher Stoffwechselparameter (Blutfettwerte, Blutdruck, Entzündungsparameter) – die auch ohne Gewichtsverlust eintreten und somit das Risiko für Folgeerkrankungen reduzieren.

Low-Carb → LOGI

Low-Carb (engl.: low = niedrig; carbohydrates = Kohlenhydrate) steht für eine Ernährungsweise, bei der die Zufuhr von Kohlenhydraten mit der Nahrung bewusst eingeschränkt wird. Dazu zählt auch die LOGI-Methode, eine wissenschaftlich fundierte Ernährungsform, bei der die tägliche Kohlenhydratmenge moderat und damit besonders praxistauglich auf etwa 80 bis 130 Gramm beschränkt ist. LOGI steht für »Low Glycemic and Insulinemic Diet« und lässt sich sinngemäß mit »Ernährungsmethode zur Förderung eines niedrigen Blutzucker- und Insulinwertes« übersetzen.

Schon der Name macht deutlich, dass vor allem folgende Personengruppen enorm profitieren: Menschen mit Übergewicht, Insulinresistenz, Prädiabetes oder einem bereits manifesten Diabetes. Mit Low-Carb/LOGI können sie sich über eine bessere Blutzuckereinstellung freuen und sogar auf eine Reduktion ihrer blutzuckersenkenden Medikamente hoffen (siehe Seite 18 bis 23). Und das Ganze ohne Hungern und Verzicht, dafür mit viel Abwechslung und Genuss! Denn die Low-Carb-/LOGI-Ernährung sichert bei niedrigen Blutzucker- und Insulinspiegeln nicht nur eine optimale Versorgung mit allen wichtigen Nährstoffen, sondern macht auch noch satt und schmeckt!

Low-Carb/LOGI im Alltag

Eine allzu drastische Einschränkung der Kohlenhydratzufuhr ist nicht notwendig. Mit 80 bis 130 Gramm Kohlenhydraten über den Tag verteilt lassen sich die Blutzucker- und Insulinwerte in einem niedrigen Bereich halten. Wer abnehmen möchte oder wenig Bewegung hat, sollte sich dabei eher an der unteren Grenze orientieren. Im Gegenzug wird der Anteil von Eiweiß und gesunden Fetten in der täglichen Ernährung erhöht.

Die LOGI-Pyramide

Ein äußerst praktisches Hilfsmittel bei der täglichen Umsetzung ist die LOGI-Pyramide. Sie stellt bildlich dar, in welchem Verhältnis die einzelnen Lebensmittelgruppen auf dem Speiseplan vertreten sein sollten. Von den Lebensmitteln der Basis dürfen Sie reichlich essen; je weiter Sie nach oben kommen, umso sparsamer sollten Sie werden. Was es im Einzelnen damit auf sich hat, erfahren Sie auf den kommenden Seiten.

Stufe 1: Die Basis aus Gemüse, Obst, gesunden Fetten und Ölen

Stärkearmes Gemüse und zuckerarme Obstsorten bilden die Basis der Low-Carb-/LOGI-Ernährung und haben eine vergleichsweise geringe Wirkung auf den Blutzucker.

Beim Gemüse dürften Sie kräftig zulangen und von der Fülle an Ballaststoffen, Vitaminen, Mineralstoffen und sekundären Pflanzenstoffen profitieren – bei gleichzeitig niedrigem Kohlenhydrat- und Energiegehalt. Empfohlen werden hier im Allgemeinen drei Portionen pro Tag. Prinzipiell sind nach oben jedoch keine Grenzen gesetzt. Ausnahme: besonders stärkereiche Gemüsesorten wie Mais, Süßkartoffeln oder Pastinaken. Sie sind nicht verboten, aber ihr Kohlenhydratgehalt sollte im Auge behalten und berücksichtigt werden.

Das gilt auch beim Obst. Aufgrund seines Zuckergehalts sollten Sie es damit nicht übertreiben und sich insgesamt auf zwei bis drei Portionen pro Tag beschränken und deren Kohlenhydratgehalt im Rahmen einer medikamentösen Therapie berücksichtigen. Genießen Sie bevorzugt zuckerarme Obstsorten wie Beeren, Äpfel, Birnen, Aprikosen, Honigmelonen, Kiwis, Orangen, Grapefruits, Mandarinen, Papaya, Pfirsiche, Pflaumen oder Wassermelonen und gönnen Sie sich nur ab und zu eine Portion von Obstsorten mit einem höheren Zuckergehalt, z. B. Ananas, Banane oder Weintrauben.

Hochwertige Fette und Öle sind ein weiterer Grundstein der Low-Carb-/LOGI-Ernährung. Die Anschuldigungen, dass Fette (besonders gesättigte Fette) für Fettstoffwechselstörungen aller Art verantwortlich und Hauptrisikofaktor für Herz-Kreislauf-Erkrankungen seien, konnten seitens der Wissenschaft längst entkräftet werden. Vielmehr liefern uns Fette verschiedene Fettsäuren, die allesamt wichtige Funktionen im Körper haben. Fette fungieren zudem als Transportmittel für fettlösliche Vitamine und tragen ganz erheblich zum guten Geschmack einer Mahlzeit und zur Sättigung bei.

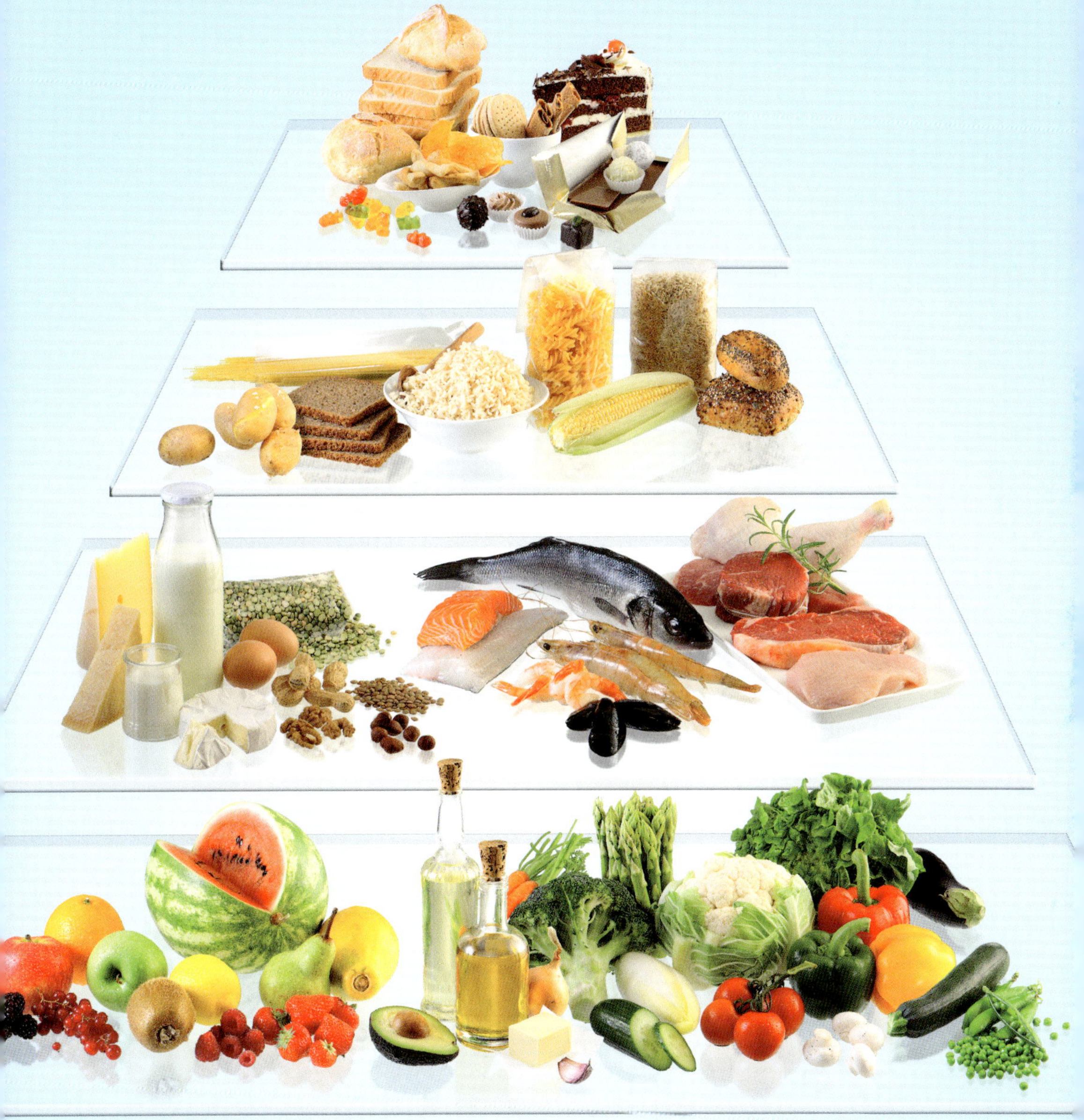

Als besonders günstige Fette gelten solche mit einem hohen Anteil an einfach ungesättigten Fettsäuren, z. B. Oliven- oder Rapsöl, aber auch verschiedene Nussöle. Auch gegen eine gelegentliche Verwendung von Butter oder Schmalz ist nichts einzuwenden. Meiden sollten Sie dagegen billige Pflanzenöle (z. B. Sonnenblumenöl, Maiskeimöl oder Distelöl), die hoch verarbeitet sind und mit einem hohen Gehalt an Omega-6-Fettsäuren ein günstiges Verhältnis von Omega-3- zu Omega-6-Fettsäuren gefährden und entzündliche Prozesse fördern.

Fetter Seefisch wie Makrele, Hering, Wildlachs, Thunfisch oder Sardinen sind hervorragende tierische Quellen für die Versorgung mit Omega-3-Fettsäuren. Diese haben günstige Effekte auf eine Insulinresistenz und wirken antientzündlich. Sie sind Balsam für die Gefäße des Diabetikers und sollten regelmäßig auf dem Speiseplan stehen. Auch Fleisch aus artgerechter Haltung und Fütterung leistet einen Beitrag zur Omega-3-Versorgung. Auf pflanzlicher Seite sind Lein-, Hanf- und Walnussöl reich an Omega-3-Fettsäuren. Diese sind für den menschlichen Organismus jedoch bei Weitem nicht so gut verwertbar wie Omega-3-Fettsäuren tierischer Herkunft. Aufgrund ihrer Instabilität sollten sie zudem ausschließlich in der kalten Küche verwendet werden.

Gute Fettlieferanten sind auch Nüsse mit ihrem meist recht hohen Anteil an einfach ungesättigten Fettsäuren. Insbesondere Walnüsse sind zudem gute Omega-3-Fettsäurequellen. Eine Handvoll Nüsse eignet sich gut als kleiner Snack für zwischendurch – auch für Diabetiker.

Achtung: Transfettsäuren!

Schützen Sie mit Weitblick Ihre Gefäße, indem Sie die Aufnahme sogenannter Transfettsäuren über die Nahrung minimieren. Dabei handelt es sich um Fettsäuren, die beim industriellen Verarbeitungsprozess und bei der Härtung von Fetten entstehen. Sie fördern chronisch-entzündliche Prozesse an den Gefäßen. Gleichzeitig verändern Transfettsäuren das Fettsäuremuster in den Zellen und im Blut – sie erhöhen das LDL-Cholesterin, senken das HDL-Cholesterin und begünstigen so die Entstehung von Arteriosklerose.

Leider gibt es in Deutschland bislang – außer bei Säuglingsnahrung – keine Grenzwerte und auch keine Kennzeichnungspflicht für Transfettsäuren. Auf der Zutatenliste erkennt man sie u. a. als »gehärtete Fette und Öle« oder »pflanzliche Fette, zum Teil gehärtet«. Enthalten sind sie vor allem in industriell hergestellten Backwaren wie Blätterteigen oder Keksen, Fertiggerichten, Fertigpizzen, frittierten Kartoffelprodukten wie Chips und Pommes frites oder salzigen Snacks. Allerdings sind solche Produkte selten oder gar nicht Bestandteil der Low-Carb-Ernährung. Sie können also beruhigt aufatmen.

Stufe 2: Eiweiß – bei jeder Mahlzeit mit von der Partie

Eiweiß ist für unseren Organismus unverzichtbar. Nicht umsonst dürfen Eiweißquellen die zweite Stufe der LOGI-Pyramide für sich beanspruchen und sollten Bestandteil jeder Mahlzeit sein. Wichtige Eiweißlieferanten sind Fisch, mageres Fleisch, Eier, Milch und Milchprodukte sowie Hülsenfrüchte und Nüsse. Sie sorgen im Austausch gegen Kohlenhydrate dafür, dass die Blutzuckeranstiege moderat bleiben und entlasten so den Zuckerstoffwechsel. Außerdem halten eiweißreiche Mahlzeiten gut und lange satt, wodurch automatisch weniger Kalorien verspeist werden. Beim Ab- und Umbau von Eiweiß wird auch mehr Energie verbraucht, als das bei den anderen Nährstoffen der Fall ist. Und zu guter Letzt verhindert eine gute Eiweißversorgung, dass bei einer Gewichtsreduktion Muskelmasse abgebaut wird. Vieles spricht also für einen erhöhten Eiweißanteil in der Ernährung – vor allem bei Übergewicht und Diabetes. Aber schädigt zu viel Eiweiß nicht die Nieren? Bislang gibt es dafür keinen wissenschaftlichen Nachweis. Diabetiker ohne Nierenschäden vertragen problemlos bis zu zwei Gramm pro Kilogramm Körpergewicht. Bei deutlich eingeschränkter Nierenfunktion sollten Sie bezüglich des Eiweißgehalts Ihrer Ernährung Rücksprache mit Ihrem Arzt nehmen.

Stufe 3 und 4: Ab hier ist Zurückhaltung angesagt!

Ein bis zwei Scheiben Vollkornbrot, eine kleine Portion Vollkornreis oder ein bis zwei kleine Kartoffeln am Tag sind durchaus mit der Low-Carb-/LOGI-Ernährung für Diabetiker vereinbar. Weitestgehend verzichten sollten Sie dagegen auf Weißmehlprodukte (Baguette, Toast, Brötchen, Weißbrot). Auch bei Nudeln, Reis, sonstigen Backwaren oder Süßigkeiten ist Zurückhaltung angebracht: Diese vergleichsweise nährstoffarmen Kohlenhydratlieferanten katapultieren den Blutzucker in die Höhe und verlangen nach einer entsprechenden Insulinantwort, um den Zucker in die Zellen zu schleusen.

Auch sollten Sie den Verzehr von Fast Food, Fertiggerichten oder Lightprodukten aller Art möglichst vermeiden. Das Gleiche gilt für gesüßte Softdrinks und Erfrischungsgetränke, die meist Unmengen an Zucker enthalten. Lightprodukte lassen zwar den Blutzucker in Ruhe, enthalten dafür aber jede Menge unerwünschter Zusatzstoffe. Als Getränke eignen sich am besten zuckerfreie Tees oder magnesiumhaltiges Mineralwasser. Beides lässt sich mit Zitrone, Minze oder Kräutern aufpeppen.

INFO: Besonders ungünstig ist übrigens die Kombination »viele Kohlenhydrate + viel Fett«, beispielsweise bei Fertigpizza mit Salami und Käse, Pommes frites oder Pasta mit Käse-Sahne-Sauce.

Zuckerersatzstoffe

Lange Zeit galt Fruchtzucker (Fruktose) als idealer Zuckerersatz für Diabetiker, da er insulinunabhängig verstoffwechselt wird. Inzwischen weiß man, dass Fruchtzucker zwar den Blutzucker nicht unmittelbar belastet, aber ansonsten keineswegs harmlos ist. Er wird bevorzugt in Fett umgewandelt und fördert Insulinresistenz, Fettstoffwechselstörungen, eine nichtalkoholische Fettleber und Gicht. Außerdem wirkt er appetitanregend, was dazu verleitet, mehr zu essen, als man will und braucht.

Fruktosehaltige Diabetikerprodukte wurden 2012 mit der Änderung der Diätverordnung für Diabetikerlebensmittel abgeschafft. Vorsicht ist jedoch auch bei industriell hergestellten Lebensmitteln geboten. Hier wird Fruktose häufig als billiger Zusatzstoff bzw. Geschmacksverstärker verwendet und taucht als Fruktose- oder Fruktose-Glukose-Sirup in den Zutatenlisten auf. Also beim Einkaufen die Brille nicht vergessen! Als mögliche Süßungsmittel kommen auch Zuckeralkohole wie Sorbit, Isomalt, Xylit, Maltit oder Mannit in Betracht. Im Vergleich zu Haushaltszucker liefern sie deutlich weniger Kalorien und haben dosisabhängig gar keine oder nur eine sehr geringer Wirkung auf Blutzucker- und Insulinspiegel. Zuckeralkohole werden in der Regel nur zum Teil über den Dünndarm aufgenommen. Der Rest wandert in tiefere Darmabschnitte und wird von Darmbakterien vergoren, was bereits ab Mengen von etwa 20 Gramm Durchfälle, Blähungen, Übelkeit und Bauchschmerzen verursachen kann.

Für Diabetiker besonders interessant ist der Zuckeralkohol Erythrit. Dieser liefert praktisch keine Energie (ca. 20 Kalorien auf 100 Gramm) und ist nicht blutzuckerwirksam. Erythrit wird bereits zu 90 Prozent im oberen Magen-Darm-Trakt aufgenommen und verursacht deswegen weniger Nebenwirkungen als andere Zuckeralkohole. Seine Süßkraft beträgt weniger als die von Haushaltszucker – etwa 70 Prozent.

Süßstoffe wie beispielsweise Aspartam, Saccharin oder Natriumcyclamat sind synthetisch hergestellte Ersatzstoffe für Zucker. Ihre Süßkraft liegt um das 30- bis 3.000-Fache über der des Haushaltszuckers. Sie sind kalorien- und zuckerfrei und führen somit zu keiner Insulinausschüttung. Da im Zusammenhang mit Süßstoffen jedoch immer wieder eine appetitanregende Wirkung und mögliche Gesundheitsrisiken diskutiert werden, sollte man auf einen maßvollen Umgang achten.

Die südamerikanische Pflanze Stevia rebaudiana ist ein natürliches, zucker- und kalorienfreies Süßungsmittel, das Sie selbst im Topf anpflanzen können. Frische Blätter können beispielsweise direkt in den Tee gegeben werden. Getrocknete und anschließend vermahlene Blätter können für Kompott oder zum Backen verwendet werden. Dagegen haben industriell verarbeitete Steviaprodukte mit der ursprünglichen Pflanze nicht mehr viel gemeinsam und deren gesundheitliche Unbedenklichkeit konnte bislang nicht nachgewiesen werden.

Grundsätzlich ist auch eine sparsame Verwendung von Zucker oder Süßungsmitteln wie Apfeldicksaft oder Honig für Diabetiker längst kein Tabu mehr. In den Mengen, wie sie nachfolgend in einigen der Rezepte verwendet werden (etwa ein halber Teelöffel pro Portion), haben sie kaum Einfluss auf den Blutzuckerspiegel.

TIPP: Generell sollten Sie Süßungsmittel jeglicher Art mit Bedacht einsetzen und stattdessen Ihre Geschmacksnerven für den natürlichen Eigengeschmack der verwendeten Lebensmittel sensibilisieren.

Für welche Mikronährstoffe besteht bei Diabetikern ein erhöhter Bedarf?

Diabetes ist eine Stoffwechselstörung, die mit erhöhtem oxidativem Stress, Funktionsstörungen der Mitochondrien (Kraftwerke der Zellen) und mit Entzündungsprozessen an den Gefäßen einhergeht. Einerseits besteht bei Diabetes ein erhöhter Verbrauch an Mikronährstoffen für erforderliche Stoffwechselleistungen, andererseits werden diese Mikronährstoffe bei der Zuckererkrankung vermehrt über den Urin ausgeschieden, nicht zuletzt als Nebenwirkung von Medikamenten, die Diabetikern häufig verordnet werden.

Generell ist die Low-Carb-/LOGI-Ernährung reich an Vitaminen, Mineralstoffen, Spurenelementen und sekundären Pflanzenstoffen. Eine ergänzende Einnahme von Mikronährstoffen, die den Kohlenhydratstoffwechsel regulieren oder antioxidativ wirken, kann dennoch unter Umständen – gerade für Menschen mit Diabetes – sinnvoll sein.

Allerdings sollten nicht wahllos Nahrungsergänzungsmittel eingenommen werden. Vielmehr gilt es, den tatsächlichen Bedarf durch eine entsprechende Laboruntersuchung zu ermitteln und eine Supplementierung mit dem behandelnden Arzt abzustimmen. Dafür kommen besonders Mineralstoffe wie Magnesium, Spurenelemente wie Zink, Chrom und Kupfer oder Vitamine wie Vitamin B_1, B_2, B_6 und B_{12}, Vitamin C und Vitamin D infrage.

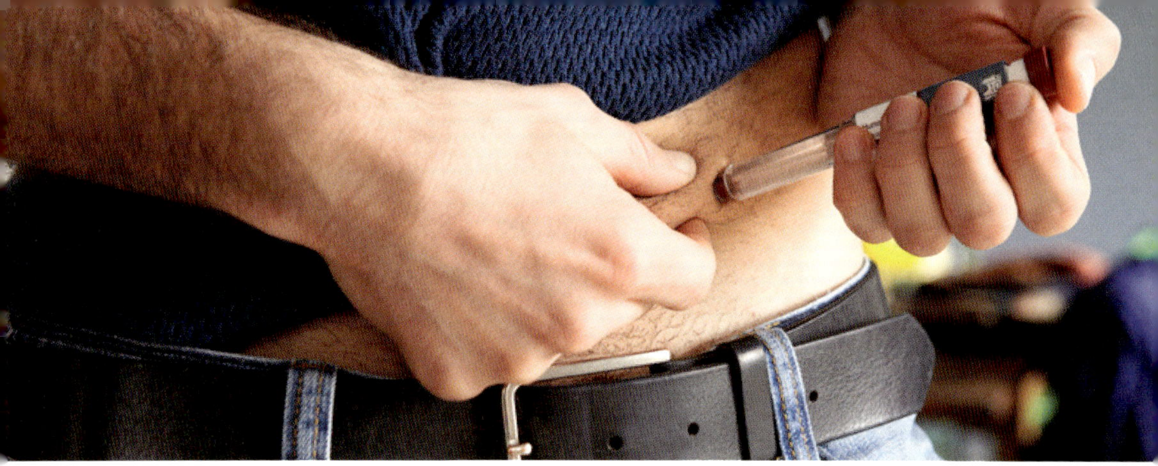

Low-Carb-Ernährung und Diabetesmedikation

Eine Reduzierung des Kohlenhydratanteils führt in den meisten Fällen zu einem verringerten Insulinbedarf. Daher muss unter Umständen eine Anpassung der Medikation erfolgen. Diese sollte in jedem Fall in Absprache mit dem behandelnden Arzt erfolgen.

Physiologische Wirkungen des Insulins

Insulin

- wirkt blutzuckersenkend und reguliert die Aufnahme von Glukose in die Körperzellen
- fördert die Bildung von Glykogen (Speicherform von Glukose) in Leber und Muskulatur und blockiert den Glykogenabbau
- begünstigt die Aufnahme von Aminosäuren (Eiweißbausteine) in die Muskelzellen und hemmt gleichzeitig den Eiweißabbau
- fördert die Synthese von Proteinen aus Aminosäuren
- steigert die Aufnahme von Fettsäuren in das Fettgewebe, fördert die Bildung von Speicherfett und stoppt den Abbau von Fett zu Fettsäuren und Glyzerin
- hemmt die Apoptose (programmierter Zelltod)
- ist beteiligt an der Regulation des Zellwachstums

MERKE: Insulin hat nicht nur einen Einfluss auf unseren Kohlenhydratstoffwechsel, sondern ist auch eng mit dem Eiweiß- und Fettstoffwechsel verzahnt.

Orale Antidiabetika

Metformin

z. B. Metformin®, Glucophage®, Mediabet®, Siofor®

Metformin ist das Mittel der Wahl zur medikamentösen Behandlung von übergewichtigen Typ-2-Diabetikern. Es hat mehrere Angriffspunkte, die für eine effektive Blutzuckersenkung bedeutsam sind:

Die Abgabe von Glukose aus der Leber in die Blutbahn wird durch Metformin gehemmt, was sich insbesondere in einem niedrigen Nüchternblutzucker bemerkbar macht. Zudem wird die Insulinempfindlichkeit erhöht, z. B. in der Muskulatur. So kann mehr Glukose aus dem Blut in die Muskelzellen geschleust werden. Zusätzlich wird die Kohlenhydrataufnahme aus dem Darm verzögert, wodurch die Blutzuckerwerte nach dem Essen nicht so rasch ansteigen. Metformin dämpft außerdem das Hungergefühl und unterstützt so die Gewichtsabnahme. Außerdem scheint es den Fettstoffwechsel günstig zu beeinflussen. Studien zeigen, dass Metformin das Risiko für diabetesbedingte Komplikationen deutlich senken kann. Ein Unterzuckerungsrisiko besteht bei alleiniger Gabe von Metformin nicht.

Zu Beginn Ihrer Ernährungsumstellung auf Low-Carb können Sie Ihre bisherige Metformin-Dosis unbedenklich beibehalten. Im weiteren Verlauf kann nach ärztlicher Absprache die Dosis jedoch meist herabgesetzt werden.

Sulfonylharnstoffe

z. B. Euglucon®, Glibenclamid®, Amaryl®

Sulfonylharnstoffe treiben die Bauchspeicheldrüse blutzuckerunabhängig zu einer vermehrten Insulinproduktion und -sekretion an, die über mehrere Stunden hinweg anhalten kann. Sie können nur wirken, wenn der Körper noch in der Lage ist, eigenes Insulin herzustellen. Diese Antidiabetika sind für Typ-2-Diabetiker heutzutage nicht mehr zur empfehlen. Sie begünstigen durch ständig erhöhte Insulinspiegel eine Gewichtszunahme und bergen zudem die Gefahr von Unterzuckerungen.

Bei einer Umstellung auf eine Low-Carb-Ernährung müssen diese Medikamente in Rücksprache mit dem behandelnden Arzt unbedingt reduziert werden, da sonst die Gefahr einer Unterzuckerung droht.

Glinide

z. B. NovoNorm®, Starlix®

Glinide fördern ebenfalls blutzuckerunabhängig die Freisetzung von Insulin aus der Bauchspeicheldrüse. Sie wirken ähnlich wie Sulfonylharnstoffe, allerdings haben sie eine deutlich kürzere Wirkdauer und die Wirkung tritt schneller ein. Das ermöglicht mehr Flexibilität bei der Mahlzeitengestaltung.

Da unter Low-Carb vor allem Blutzuckerspitzen aufgrund kohlenhydratreicher Mahlzeiten wegfallen, können Sie künftig möglicherweise auf Glinide verzichten. Ähnlich wie bei den Sulfonylharnstoffen müssen Sie eine entsprechende Dosisanpassung unbedingt vor dem Start mit Low-Carb mit Ihrem Arzt besprechen.

Gliptine (= DPP-4-Inhibitoren)

z. B. Januvia®, Xelevia®, Onglyza®

GLP-1 (Glukagon-ähnliches Peptid-1) ist ein im Darm gebildetes Hormon, das bei Nahrungsaufnahme freigesetzt wird und blutzuckerabhängig die Insulinausschüttung anregt. Gliptine hemmen das körpereigene Enzym Dipeptidylpeptdidase-4 (DPP-4), welches für den Abbau dieses Darmhormons verantwortlich ist. Durch den verzögerten Abbau kann es im Körper länger seine Wirkung entfalten und so die Ausschüttung der therapeutisch erwünschten Insulindosis stimulieren.

Gleichzeitig wird die Zuckerfreisetzung aus der Leber gedrosselt und die Magenentleerung verzögert. Ein Risiko für eine Unterzuckerung besteht nicht. Gliptine sind vor allem für übergewichtige Typ-2- Diabetiker interessant, da sie die Gewichtsabnahme fördern.

Die Dosis braucht unter Low-Carb erst einmal nicht reduziert werden, da keine Unterzuckerung befürchtet werden muss.

SGLT2-Inhibitoren

(Abkürzung für engl. »sodium dependent glucose transporter«, = natriumabhängiger Traubenzuckertransporter)

z. B. Forxiga®

Diese Medikamente bilden die neueste Substanzklasse an Antidiabetika zur Therapie des Typ-2-Diabetes. Sie hemmen die Rückresorption der in der Niere filtrierten Glukose, was zu einer vermehrten Glukoseausscheidung über den Harn führt. Hierdurch wird nicht nur der Blutzuckerspiegel gesenkt, sondern es gehen auch Kalorien verloren. Die SLGT2-Inhibitoren hemmen direkt den natriumabhängigen Traubenzuckertransporter und wirken unabhängig vom Insulinstoffwechsel. Als unerwünschte Nebenwirkung gelten das Wachstum von Mikroorganismen und die Entstehung von Harnwegsinfektionen durch den erhöhten Zuckergehalt im Urin. Darüber hinaus fand sich eine nicht signifikant erhöhte Anzahl von Blasen- und Brustkrebs, sodass eine abschließende Beurteilung dieser Medikamentengruppe zum jetzigen Zeitpunkt nicht möglich ist.

Auch SLGT2-Inhibitoren haben den Vorteil, keine Unterzuckerungen zu provozieren, weswegen auch hier zu Beginn der Ernährungsumstellung keine Dosisreduktion erforderlich ist.

Alpha-Glukosidasehemmer

z. B. Glucobay®, Diastabol®

Sie verzögern die Kohlehydrataufnahme aus dem Darm. Eine Unterzuckerung braucht nicht befürchtet werden.

Mit Umstellung auf Low-Carb können Alpha-Glukosidasehemmer ohne Risiko abgesetzt werden.

Inkretinmimetika

z. B. Byetta®, Victoza®, Lyxumia®, Bydureon®

Inkretinmimetika stimulieren die Insulinfreisetzung in Abhängigkeit vom Blutzuckerspiegel. Durch eine verzögerte Magenentleerung vermindern sie das Hungergefühl und begünstigen eine Gewichtsabnahme. Ein möglicher Nachteil ist, dass sie wie Insulin gespritzt werden müssen. Da sie nur wirksam sind, wenn der Blutzucker normal oder erhöht ist, lösen sie tendenziell weniger Unterzuckerungen aus.

Zu Beginn einer Umstellung auf Low-Carb ist keine Medikamentenreduktion erforderlich. Im weiteren Verlauf liegen sowohl eine Dosisanpassung als auch ein völliges Absetzen der Inkretinmimetika im Bereich des Möglichen.

Langwirkende Basalinsuline
z. B. Lantus®, Levemir®

Langwirkende Basalinsuline dienen dazu, lückenlos zu jeder Tages- und Nachtzeit den nahrungsunabhängigen Grundbedarf an Insulin sicherzustellen, der für eine Aufrechterhaltung der normalen Körperfunktionen erforderlich ist (siehe dazu auch »Physiologische Wirkungen des Insulins« auf Seite 18). Liegt noch eine gewisse Eigenproduktion an Insulin vor, ist der Grundbedarf darüber meist (noch) gedeckt. Basalinsuline werden unabhängig von den Mahlzeiten zu festen Uhrzeiten gespritzt.

Da unter Insulintherapie immer eine Unterzuckerung denkbar ist, sollte die Umstellung auf Low-Carb nur mit ärztlicher Begleitung erfolgen. Dabei sollte die Insulindosis nach individueller Absprache angepasst werden.

Bolusinsuline (= mahlzeitenabhängige Insuline)

Kurzwirksame Insuline gelangen schnell ins Blut und entfalten ihre Wirkung entsprechend rasch. Sie werden nach dem Essen verabreicht, um nahrungsabhängige Blutzuckeranstiege abzufangen.

Normalinsulin
(Spritz-Ess-Abstand = 30 Minuten)
z. B. Actrapid®, Insuman Rapid®, Berlininsulin H Normal®, Huminsulin Normal®

Analoginsulin
(kein Spritz-Ess-Abstand)
z. B. Humalog®, Liprolog®, Apidra®, NovoRapid®

Bolusinsuline müssen bei Umstellung auf Low-Carb angepasst werden! Entsprechend der Reduzierung der Kohlenhydrate muss auch die Insulinmenge reduziert werden. Bitte besprechen Sie Ihr Vorgehen mit Ihrem behandelnden Arzt, vor allem dann, wenn Sie bisher ein fixes Schema mit konkreten KH- bzw. BE- und Insulinmengen hatten.

Wenn Sie auf Nummer sicher gehen wollen, bestimmen Sie nicht nur vor den Mahlzeiten, sondern auch zwei Stunden nach dem Essen Ihren Blutzuckerspiegel. So können Sie am besten die Auswirkung von Low-Carb beurteilen und Unterzuckerungen vermeiden.

Mischinsuline

z. B. Actraphane 30®, Novo Mix 30®, Insuman comb 25®, Huminsulin Profil III®

Mischinsuline enthalten eine fixe Kombination aus einem schnell wirkenden Bolusinsulin und einem lang wirkenden Basalinsulin. Der vermeintliche Vorteil dieser Insulinstrategie ist, dass nur zwei Insulininjektionen pro Tag erforderlich sind, was auf den ersten Blick für einen insulinpflichtigen Diabetiker durchaus verlockend klingt. Der Nachteil dieser Insulinstrategie ist jedoch, dass Betroffene ihre Ernährung einem starren und zeitlich unflexiblen Schema unterordnen müssen. Feste Esszeiten und konstante Mahlzeitenmengen lassen keinen Raum für Spontanität! Für Typ-1-Diabetiker sind Mischinsuline eher ungeeignet, da mit dieser sogenannten konventionellen Insulintherapie nur mäßige Blutzuckertagesprofile erzielt werden können.

Sowohl durch den schnell wirkenden Insulinanteil als auch durch den Basalanteil, der dosisabhängig über zwölf Stunden wirksam ist, besteht das Risiko einer Unterzuckerung. Aus diesem Grund ist gerade bei Mischinsulinen Vorsicht bei einer Umstellung auf Low-Carb geboten. Die Diabetesberatung bzw. der Diabetologe sollte unbedingt bereits im Vorfeld der geplanten Ernährungsumstellung mit eingebunden werden, damit es nicht zu bösen Überraschungen kommt.

Was tun bei einer Unterzuckerung?

Auch nach der Umstellung auf Low-Carb sollten Sie für den Fall einer Unterzuckerung immer Traubenzucker (Glukose) bei sich haben und auch anwenden! Und das nicht zu knapp. Bei einem Blutzuckerspiegel von 50 bis 60 mg/dl mit klinischen Symptomen (innere Unruhe, Heißhunger, Schweißausbruch, Muskelzittern) benötigen Sie etwa 20 Gramm Glukose, um aus der Unterzuckerungssituation zu gelangen. Das sind ca. vier Täfelchen Dextro Energy oder 200 Milliliter Orangensaft. Sollten Sie einen BZ-Spiegel unter 50 mg/dl haben und noch handlungsfähig sein, nehmen Sie schnellstmöglich 30 Gramm Glukose zu sich – also ca. sechs Täfelchen Dextro Energy oder 300 Milliliter Orangensaft.

Im Anschluss an die Sofortmaßnahme sollten Sie einen Snack oder kleine Mahlzeit mit langsamer wirksamen Kohlenhydraten zu sich nehmen, um den Blutzucker zu stabilisieren und erneute Unterzuckerungen zu vermeiden. Häufig auftretende Unterzuckerungen sollten Sie unbedingt zum Anlass nehmen, gemeinsam mit Ihrem behandelnden Arzt über eine Dosisanpassung nachzudenken.

Diabetes und Sport

Regelmäßige Bewegung und Sport (Ausdauer- und Krafttraining) sind ein wesentlicher Bestandteil der Diabetestherapie. Als Richtwert für das Ausdauertraining gelten 150 Minuten pro Woche – sofern keine gesundheitlichen Einschränkungen vorliegen. Zügiges Gehen reicht hierbei völlig aus. Natürlich sind auch Ausdauersportarten wie Radfahren, Joggen, Nordic Walking oder Schwimmen bestens geeignet.

In den letzten Jahren ist auch zunehmend das Krafttraining ins Interesse der Diabetologen gerückt. Die Rechnung ist leicht: Je mehr Muskelmasse jemand hat, desto mehr Zucker kann er verstoffwechseln. Der Grundumsatz in Ruhe steigt und eine erforderliche Gewichtsabnahme wird dadurch erleichtert.

Krafttraining ist am effektivsten, wenn es mindestens dreimal pro Woche stattfindet und dabei alle großen Muskelgruppen berücksichtigt werden. Dafür müssen Sie nicht unbedingt ins Fitnessstudio. Es gibt unzählige Übungen, die Sie zu Hause ohne große Ausstattung und mit geringem Aufwand durchführen lassen. Klären Sie vorab mit Ihrem Arzt, was für Sie am besten ist.

Nicht vergessen: Blutzuckermessungen vor und nach dem Sport helfen, Unterzuckerungen zu vermeiden.

Genug der Theorie! Zur Umsetzung in die Praxis dient der folgende Rezeptteil mit leckeren und alltagstauglichen Gerichten für die genussvolle Low-Carb-Küche. Low-Carb-Fernsehkoch und Küchenchef Wolfgang Link verspricht Schlemmen ohne Reue und behält bei seinen kulinarischen Anregungen die (Prä-)Diabetiker als Zielgruppe immer fest im Auge.

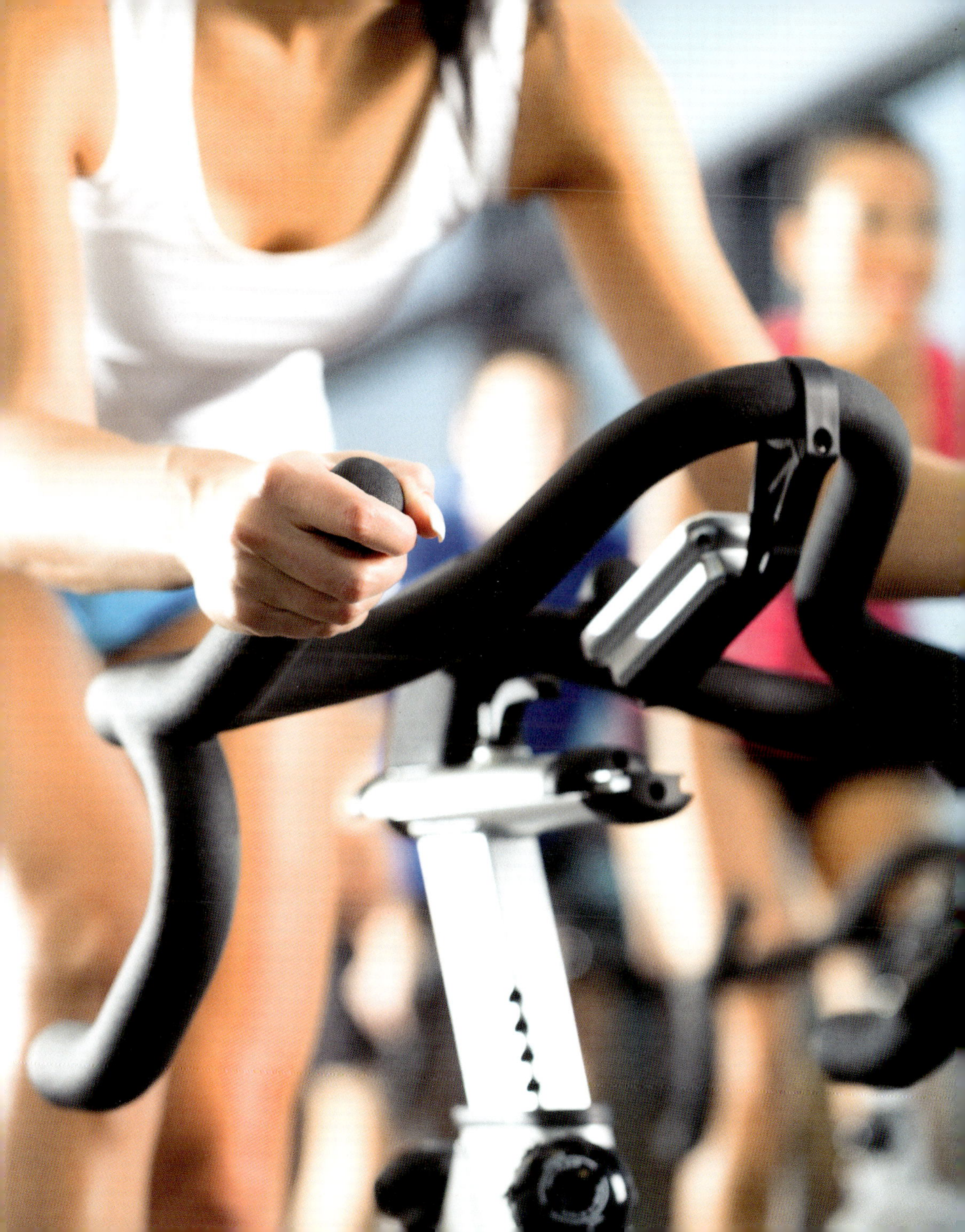

Gebratene Avocado und Birne mit Quarkcreme

Für 4 Personen
Zubereitungszeit: 15 Minuten

- 250 g Speisequark (Magerstufe)
- 100 ml Milch (1,5 % Fett)
- Schalenabrieb und Saft von ½ Bio-Zitrone
- 1 EL Honig
- 1 Avocado
- 2 Birnen (z. B. Williams)
- 40 g Butter
- 80 g Haselnüsse (gehackt)

1 Portion (ca. 255 g): 380 kcal, 13,8 g Eiweiß (14,5 E%), 28,8 g Fett (67,3 E%), 17,3 g Kohlenhydrate (18,2 E%), ca. 1,4 BE pro Portion

01 Quark und Milch mit der abgeriebenen Zitronenschale zu einer cremigen Masse verrühren. Zitronensaft und Honig daruntermischen.

02 Die Avocado schälen, längs halbieren, den Kern entfernen und das Avocadofleisch in 2 cm dicke Streifen schneiden. Die Birnen vierteln, entkernen, schälen und ebenfalls in 2 cm dicke Streifen schneiden.

03 Butter in einer Pfanne erhitzen und die Avocado- und Birnenstreifen darin ca. 1–2 Minuten bei geringer Hitze von allen Seiten anbraten. Haselnüsse dazugeben und alles wenden.

04 Zum Servieren den Pfanneninhalt auf Tellern anrichten und mit der Quarkcreme garnieren.

TIPP: Anstelle von Avocados können Sie das Gericht auch nur mit Birnen, Pflaumen oder Äpfeln (z. B. Boskop) zubereiten.

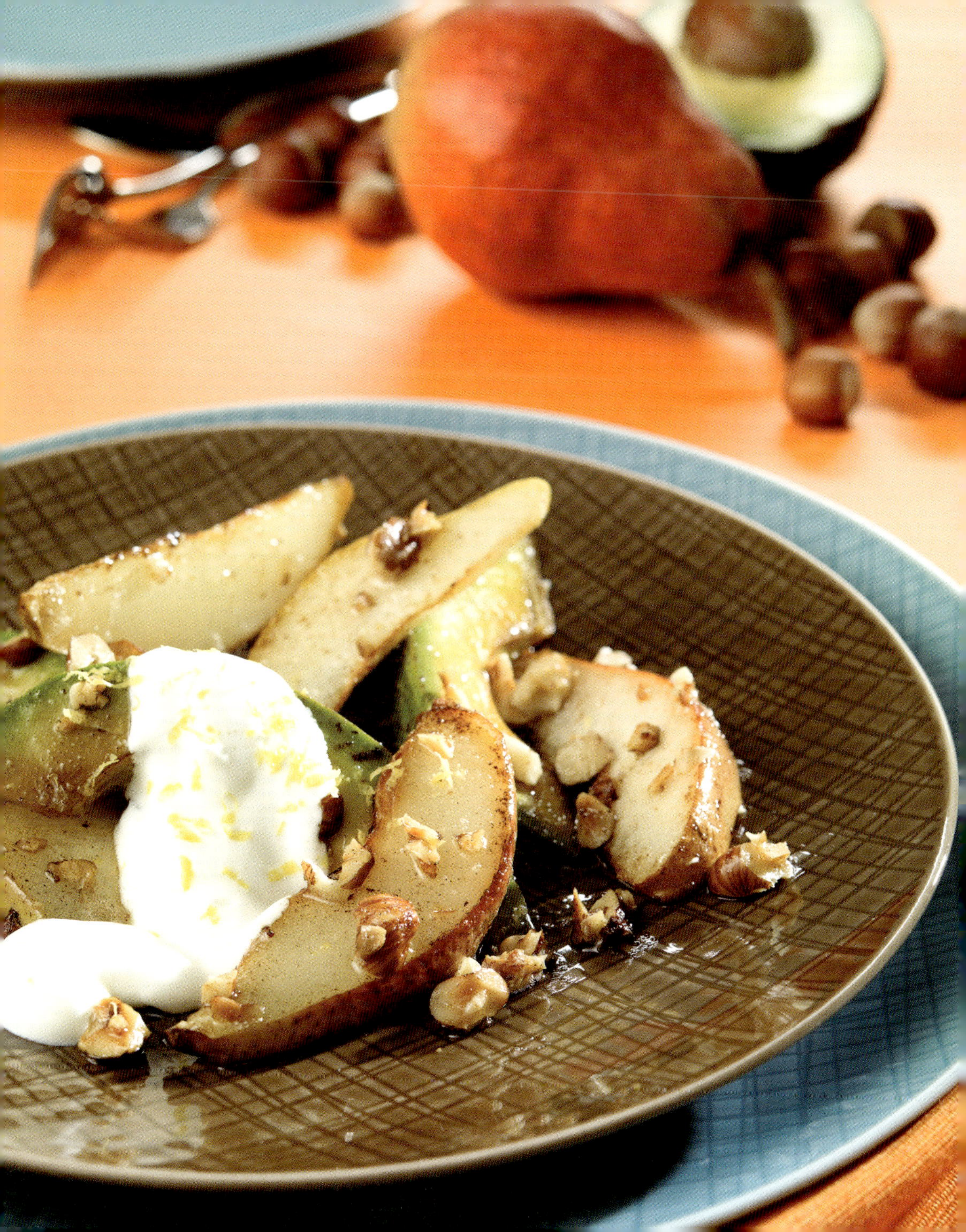

Omelett mit Salatfüllung

Für 4 Personen
Zubereitungszeit: 15 Minuten

- 1 Zwiebel
- 2 Tomaten
- ½ Eisbergsalat
- ½ Bund frischer Schnittlauch
- 100 g Putenschinken (ca. 4 Scheiben)
- 100 g Emmentaler (ca. 4 Scheiben)
- 12 Eier (Größe M)
- 4 TL Butter
- Salz und Pfeffer nach Geschmack

1 Portion (ca. 330 g): 420 kcal, 35,1 g Eiweiß (33,6 E%), 29 g Fett (61,5 E%), 5,1 g Kohlenhydrate (4,9 E%), ca. 0,4 BE pro Portion

01 Die Zwiebel schälen und in feine Würfel schneiden. Tomaten waschen, vom Strunk befreien, halbieren und ebenfalls fein würfeln. Den Eisbergsalat waschen, vom Strunk befreien und in feine Streifen schneiden. Schnittlauch waschen, trocken schütteln und in Röllchen schneiden. Putenschinken und Emmentaler in feine Streifen schneiden.

02 Für ein Omelett jeweils drei Eier in einem Glas aufschlagen und mit einer Gabel gut verquirlen.

03 Pro Omelett 1 TL Butter in einer beschichteten Pfanne erhitzen und eine Portion Eier hinzufügen. Die Eiermasse so lange erhitzen, bis diese leicht stockt. Nun ein Viertel der vorbereiteten Zutaten zugeben und alles zusammen weitere 2–3 Minuten fertig backen. Das Omelett noch in der Pfanne mit den Salatstreifen bestreuen und anschließend zuklappen.

04 Auf Tellern anrichten, mit Salz und Pfeffer würzen und servieren.

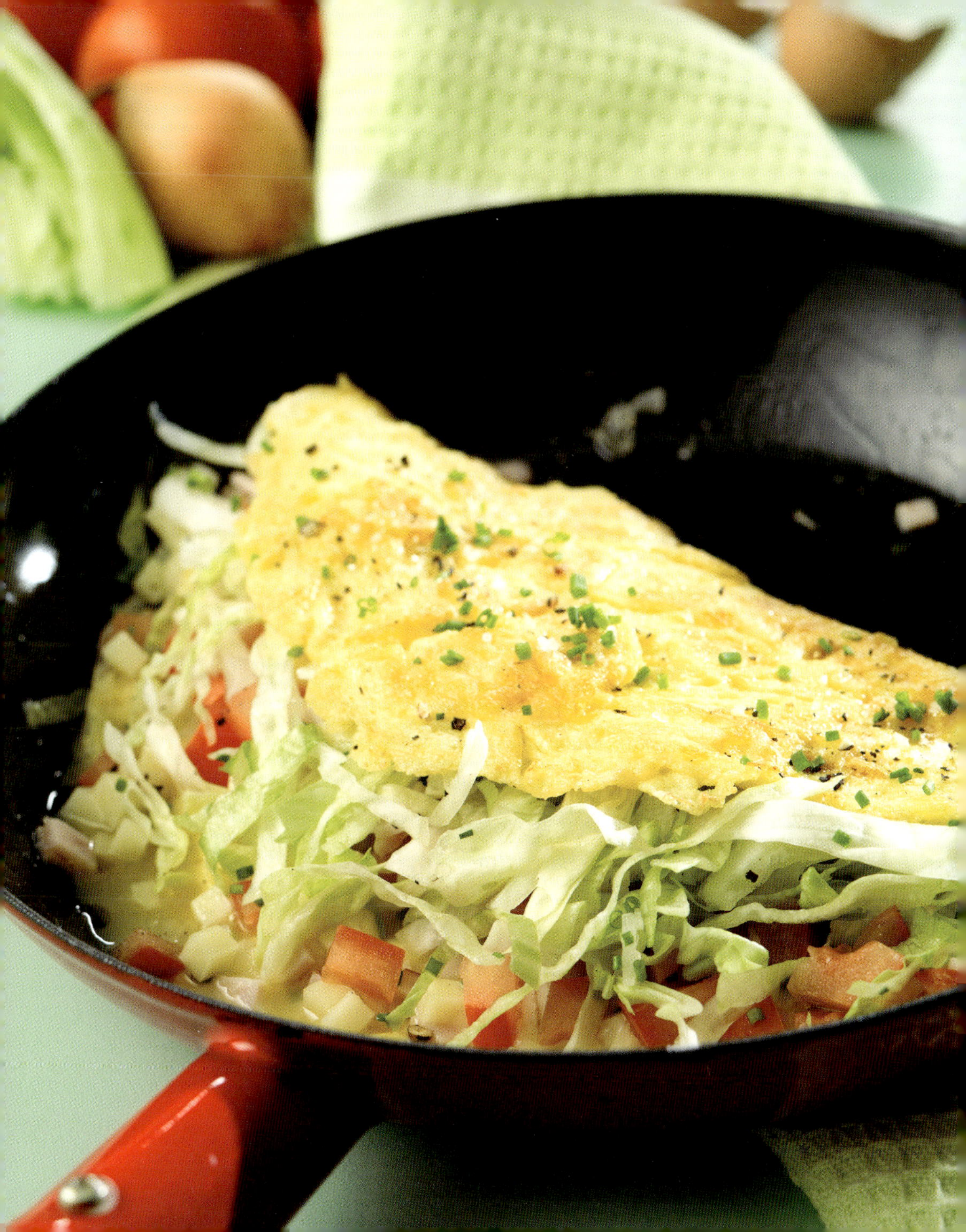

Macadamia-Frischkäse-Creme

Für 4 Personen
Zubereitungszeit: 15 Minuten

- 250 g Frischkäse (30 % Fett)
- 100 ml Milch (3,5 % Fett)
- ¼ TL Vanillepulver
- 100 g Macadamianüsse (geschält)
- 1 Mango (ca. 200 g)
- 1 Pfirsich
- 1 Orange

1 Portion (ca. 220 g): 320 kcal, 12 g Eiweiß (14,9 E%), 23,5 g Fett (66,3 E%), 15,1 g Kohlenhydrate (18,8 E%), ca. 1,3 BE pro Portion

01 Den Frischkäse mit der Milch und dem Vanillepulver cremig rühren.

02 Macadamianüsse fein hacken und in einer Pfanne ohne Fett goldbraun anrösten.

03 Mango und Pfirsich waschen, schälen, die Kerne herausschneiden und das Fruchtfleisch in 2 cm große Stücke schneiden. Die Orange von der Schale befreien und anschließend in 8 Scheiben schneiden.

04 Die Frischkäsecreme in Schälchen füllen und die Orangenscheiben darauflegen. Anschließend die Mangostücke sowie die Macadamianüsse darüber verteilen.

TIPP: Studien belegen, dass durch den täglichen Verzehr von etwa zehn Macadamianüssen der Blutcholesterinspiegel bereits nach vier Wochen um bis zu zwölf Prozent gesenkt werden kann. Darüber hinaus haben Macadamianüsse von allen Nüssen das beste Verhältnis von Omega-6- zu Omega-3-Fettsäuren, nämlich 1 : 1.

Pochierte Eier mit Kürbis-Chutney

Für 4 Personen
Zubereitungszeit: 20 Minuten

Für das Chutney:

- 150 g Muskatkürbis
- 3 Schalotten
- 2 EL Rapsöl
- 1 Apfel
- 1 EL braune Senfkörner
- 1 EL helle Senfkörner
- 1 TL getrocknete Chiliflocken
- 1 TL Kurkuma
- 1 EL Erythrit
- 50 ml Weißweinessig
- 150 ml Gemüsebrühe
- 50 ml Essig
- 8 Eier (Größe L)
- Salz und Pfeffer nach Geschmack

1 Portion (ca. 280 g): 275 kcal, 17,4 g Eiweiß (25,5 E%), 18,8 g Fett (61,3 E%), 9 g Kohlenhydrate (13,2 E%), enthält außerdem 2,5 g Zuckeralkohol pro Portion, ca. 0,8 BE pro Portion

01 Für das Chutney Kürbis putzen und in feine Würfel schneiden. Schalotten schälen und fein würfeln. Das Öl in einem Topf erhitzen. Kürbis und Schalotten darin andünsten. Äpfel schälen, entkernen, fein würfeln und kurz mitdünsten.

02 Senfkörner, Chiliflocken und Kurkuma zugeben. Erythrit zugeben und leicht karamellisieren lassen. Mit Essig und Gemüsebrühe ablöschen, aufkochen und zugedeckt ca. 1,5 Stunden bei milder Hitze köcheln lassen. Nach und nach ca. ¼ Liter Wasser zugeben. Nach Ende der Kochzeit mit Salz und Pfeffer würzen.

03 Für die pochierten Eier 1,5 Liter Wasser und den Essig in einem Topf zum Kochen bringen. Die Eier einzeln in ein Schälchen oder eine Schöpfkelle schlagen und am Rand des Kochtopfes in das Essigwasser gleiten lassen. Den Topf von der Kochstelle nehmen und die Eier ca. 5–6 Minuten ziehen lassen.

Sonntagsfrühstück mit selbst gebackenen Brötchen

Für 4 Personen
Zubereitungszeit: 30 Minuten

Für 8 Brötchen:
- 3 Eier (Größe M)
- 150 g Speisequark (40 % Fett)
- 100 g Eiweißpulver (neutral)
- 4 TL Backpulver
- 1 Prise Meersalz
- 40 g Leinsamen
- 1 TL Chiasamen
- 2 TL Sesam

Für den Belag:
- 100 g Camembert (45 % Fett i. Tr.)
- 80 g Roastbeef
- 80 g Putenschinken
- 2 hart gekochte Eier
- 250 g Erdbeeren oder Himbeeren
- ½ Salatgurke
- Salz und Pfeffer nach Geschmack

1 Portion (ca. 350 g): 480 kcal, 50,7 g Eiweiß (42,7 E%), 25,3 g Fett (48,3 E%), 10,7 g Kohlenhydrate (9 E%), ca. 0,9 BE pro Portion

01 Backofen auf 150° Umluft vorheizen.

02 Für den Brötchenteig die Eier verquirlen. Quark, Eiweißpulver, Backpulver und Salz unterrühren. Zum Schluss Leinsamen, Chiasamen und Sesam dazugeben.

03 Den Teig zu 8 kleinen Kugeln formen. Diese auf ein Backblech mit Backpapier legen und etwas andrücken. Die Brötchen im Backofen (Mitte) 20 Minuten backen.

04 Anschließend die Brötchen nach Belieben belegen und mit Beeren und Gurke garnieren.

TIPP: Die Quarkbrötchen lassen sich gut vorbereiten und fertig gebacken 1–2 Tage im Kühlschrank aufbewahren.

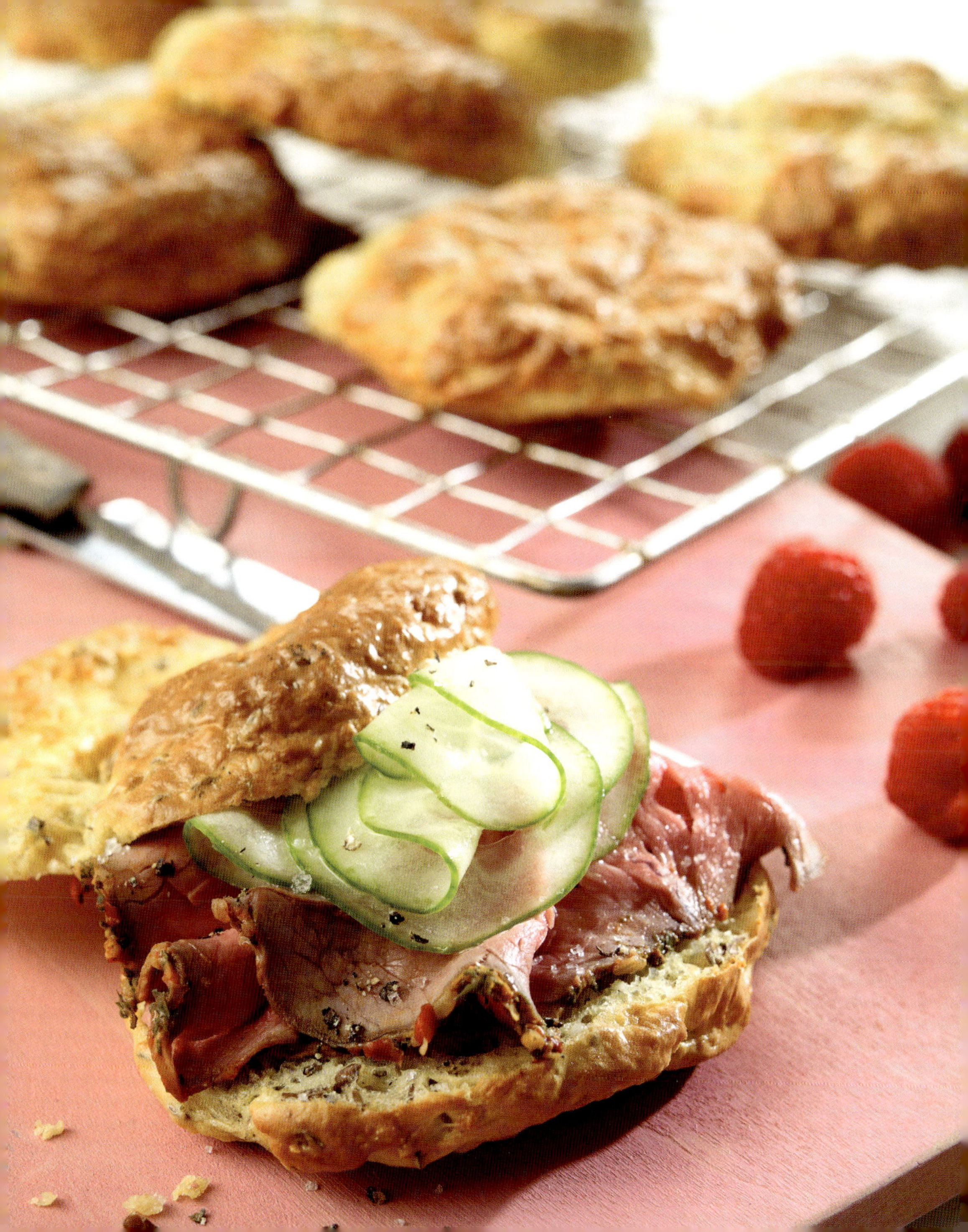

Kasseler-Wirsing-Eintopf

Für 4 Personen
Zubereitungszeit: 25 Minuten

- 2 Zwiebeln
- 300 g Möhren
- 2 EL Rapsöl
- 400 g Wirsing
- 265 g weiße Bohnen (Abtropfgewicht, Dose)
- 500 g Kasseler (Rücken, ohne Knochen)
- 500 ml Gemüsebrühe
- 100 g Frischkäse (50 % Fett)
- Salz und Pfeffer nach Geschmack

1 Portion (ca. 520 g): 395 kcal, 35,1 g Eiweiß (36,9 E%), 17,5 g Fett (41,7 E%), 20,3 g Kohlenhydrate (21,4 E%), ca. 1,7 BE pro Portion

01 Zwiebeln schälen und fein würfeln. Möhren ebenfalls schälen und in feine Scheiben schneiden. Das Öl in einem Topf erhitzen und die Zwiebelwürfel und Möhrenscheiben ca. 1–2 Minuten darin andünsten.

02 Den Wirsing putzen, waschen, den harten Strunk entfernen und die Blätter in feine Streifen schneiden. Diese anschließend zu den Zwiebel- und Möhrenstückchen geben.

03 Die Bohnen abtropfen lassen und ebenfalls in den Topf geben. Kasseler in 1 cm große Würfel schneiden und auch in den Topf geben. Die Zutaten mit der Gemüsebrühe angießen und alles zusammen ca. 6–8 Minuten fertig garen.

04 Den Eintopf mit Salz und Pfeffer würzen. Nochmals kurz aufkochen lassen und anschließend in tiefen Tellern anrichten und den Frischkäse als Topping obendrauf setzen.

Gebackenes Schnitzel in Gemüsekruste

Für 4 Personen
Zubereitungszeit: 45 Minuten

- 100 g Möhren
- 300 g Zucchini
- 4 EL Rapsöl
- ½ Bund frischer Schnittlauch
- 3 Eier (Größe L)
- 50 g Parmesan (gerieben)
- 500 g Brokkoli
- 4 EL Mandelmehl
- 4 EL Kokosmehl
- 600 g Schweineschnitzel (4 Stück, aus der Oberschale)
- 20 g Mandeln (gehobelt)
- 200 ml Kokosmilch
- 1 TL Currypulver
- 2 Msp. Chiliflocken
- Salz und Pfeffer nach Geschmack

1 Portion (ca. 520 g): 510 kcal, 59,1 g Eiweiß (47,4 E%), 24,7 g Fett (45 E%), 9,5 g Kohlenhydrate (7,6 E%), ca. 0,8 BE pro Portion

01 Möhren schälen und fein würfeln. Zucchini waschen und nach Entfernen der Enden fein würfeln. Das Gemüse in einer Pfanne mit 2 EL Rapsöl andünsten. Anschließend beiseitestellen und abkühlen lassen. Schnittlauch waschen, trocken schütteln und in feine Röllchen schneiden. Die Gemüsewürfel mit Eiern, Parmesan und Schnittlauchröllchen verquirlen.

02 Brokkoli putzen, vom Strunk befreien und in kleine Röschen teilen. Diese in sprudelndem Salzwasser 1–2 Minuten blanchieren. Anschließend im Eiswasser abschrecken und in einem Sieb abtropfen lassen.

03 Mandelmehl und Kokosmehl in einem tiefen Teller vermengen.

04 Schnitzel waschen, trocken tupfen und mit Salz und Pfeffer würzen. Das Fleisch in der Mehlmischung wenden und anschließend im Ei-Gemüse-Gemisch wenden. Die so panierten Schnitzel in einer heißen Pfanne mit dem restlichen Rapsöl von beiden Seiten jeweils 5–6 Minuten bei schwacher Hitze goldbraun braten.

05 In einer weiteren Pfanne die Mandeln ohne Fett 1–2 Minuten anrösten. Mit Kokosmilch ablöschen. Die Brokkoliröschen zugeben, alles aufkochen und ca. 3–4 Minuten köcheln lassen. Mit Curry, Chiliflocken, Salz und Pfeffer würzen.

06 Zum Servieren den Brokkoli zusammen mit den gebackenen Schnitzeln auf Tellern anrichten und mit der restlichen Kokossauce überziehen.

Gebratene Wildschweinsteaks auf Rosenkohlblättern und gratinierter Nektarine

Für 4 Personen
Zubereitungszeit: 30 Minuten

Für die Marinade:

- 1 EL rosa Beerenpfeffer
- 1 EL schwarzer Pfeffer
- 1 Msp. Schalenabrieb von 1 unbehandelten Zitrone
- 1 EL Chiliöl
- 1 EL Basilikumöl

- 800 g Wildschweinrückensteaks (4 Stück)
- 800 g Rosenkohl
- 1 Petersilienwurzel (ca. 100 g)
- 1 rote Zwiebel
- 2 Nektarinen
- 100 g Blauschimmelkäse
- 4 EL Rapsöl
- 20 g Butter
- 4 frische Zweige Rosmarin
- Muskat, Salz und Pfeffer nach Geschmack

1 Portion (ca. 460 g): 530 kcal, 43,9 g Eiweiß (33,1 E%), 32,5 g Fett (55,7 E%), 14,8 g Kohlenhydrate (11,2 E%), ca. 1,2 BE pro Portion

01 Für die Marinade die ersten drei Zutaten in einem Mörser zerstoßen und mit dem Öl vermengen.

02 Die Wildschweinsteaks waschen, trocken tupfen und ein wenig flach klopfen. Anschließend mit der Marinade bestreichen und ca. 10–15 Minuten darin ziehen lassen.

03 Backofen auf 180° (Oberhitze) vorheizen.

04 Den Rosenkohl waschen, die Strünke entfernen und die Röschen in einzelne Blätter teilen. Petersilienwurzel und Zwiebel schälen und fein würfeln.

05 Die Nektarinen waschen, halbieren und entkernen. Den Blauschimmelkäse in 4 Scheiben schneiden.

06 In einer Pfanne die Hälfte des Öls erhitzen und die Rosenkohlblätter, die Petersilienwurzeln und die Zwiebeln darin 5–6 Minuten braten. Mit Muskat, Salz und Pfeffer würzen. Am Ende der Bratzeit die Butter dazugeben und kurz mitbraten.

07 In der Zwischenzeit in einer weiteren Pfanne das restliche Öl erhitzen und die Steaks zusammen mit den Rosmarinzweigen ca. 2–3 Minuten von jeder Seite braten. Das Fleisch anschließend salzen und 1–2 Minuten ruhen lassen.

08 Die Nektarinenhälften mit je einer Scheibe Blauschimmelkäse belegen und im Backofen (Mitte) ca. 2–3 Minuten gratinieren.

09 Den Rosenkohl auf Tellern anrichten. Die Wildschweinsteaks und die gratinierte Nektarine anlegen.

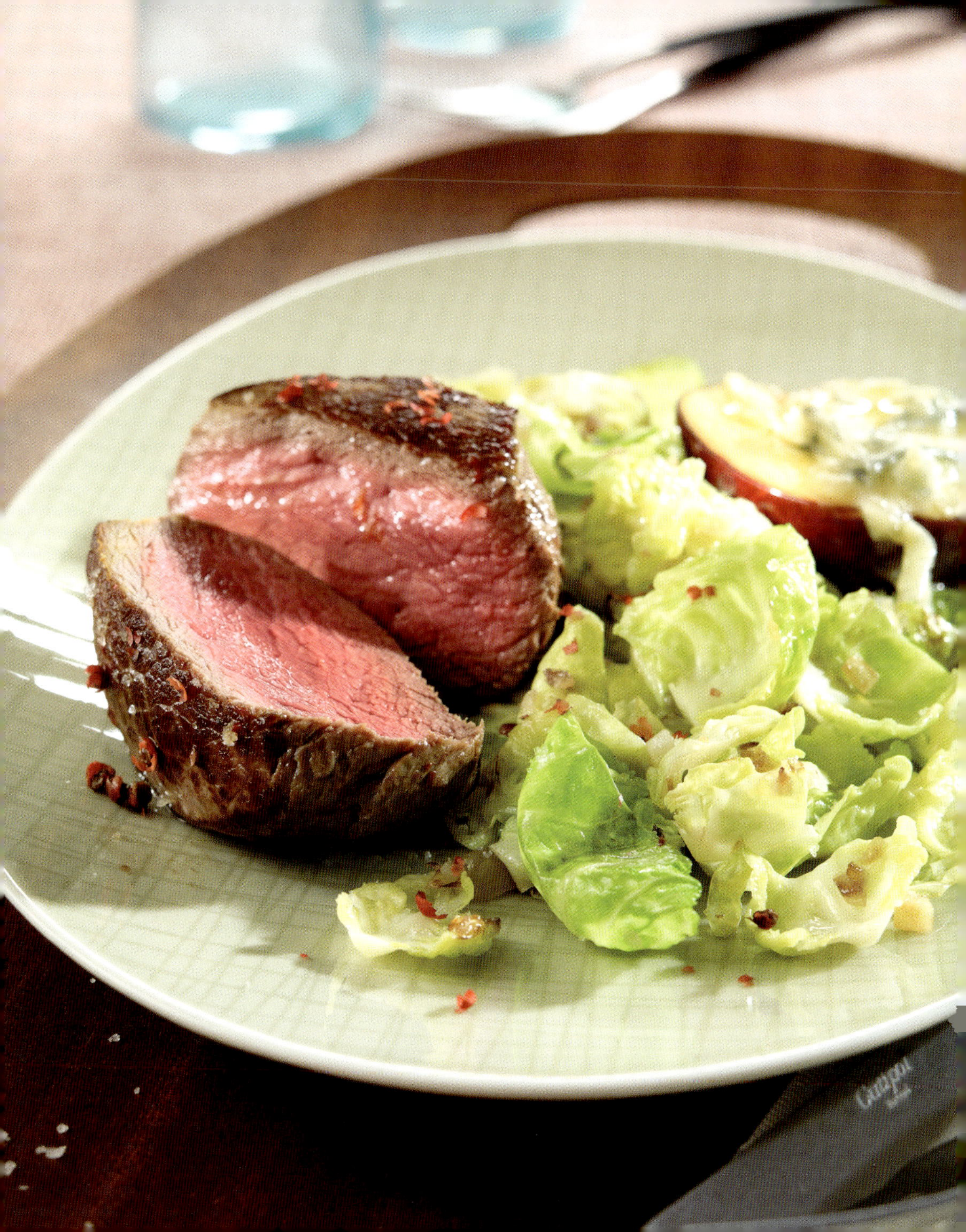

Bayrischer Weißwurstsalat

Für 4 Personen
Zubereitungszeit: 20 Minuten

- 500 g Weißwürste
- 3 EL Rapsöl
- 150 g Essiggurken (ca. 6 Stück)
- 1 Bund Radieschen
- 3 rote Zwiebeln
- 2 gelbe Paprikaschoten
- ½ Bund frischer Schnittlauch
- 6 EL Weinessig
- 1 EL Apfeldicksaft
- 1 TL mittelscharfer Senf
- 1 Kopf Lollo rosso
- 1 Schale Kresse
- Salz und Pfeffer nach Geschmack

1 Portion (ca. 360 g): 500 kcal, 17,25 g Eiweiß (14 E%), 42,3 g Fett (75,9 E%), 12,5 g Kohlenhydrate (10,1 E%), ca. 1 BE pro Portion

01 Weißwürste von der Haut befreien. Anschließend in 1 cm dicke Scheiben schneiden. In einer Pfanne mit 1 EL Rapsöl ca. 2–3 Minuten anbraten und danach in eine Schüssel geben.

02 Essiggurken in feine Scheiben schneiden. Die Radieschen putzen, waschen und ebenfalls in Scheiben schneiden. Zwiebeln schälen, halbieren und in feine Streifen schneiden. Paprikaschoten halbieren, entkernen, waschen und fein würfeln. Schnittlauch waschen, trocken schütteln und in feine Röllchen schneiden. Die vorbereiteten Zutaten zu den angebratenen Weißwurstscheiben geben.

03 Zum Marinieren Essig, Apfeldicksaft, Senf, das restliche Rapsöl, Salz und Pfeffer zufügen und alles miteinander vermengen.

04 Lollo rosso in einzelne Blätter teilen, waschen und trocken schütteln.

05 Zum Servieren in tiefen Tellern ein Bett aus Lollo-rosso-Blättern auslegen, den Wurstsalat daraufgeben und mit Kresse bestreuen.

TIPP: Anstelle von bayrischer Weißwurst können Sie auch gebrühte Bratwürste verwenden.

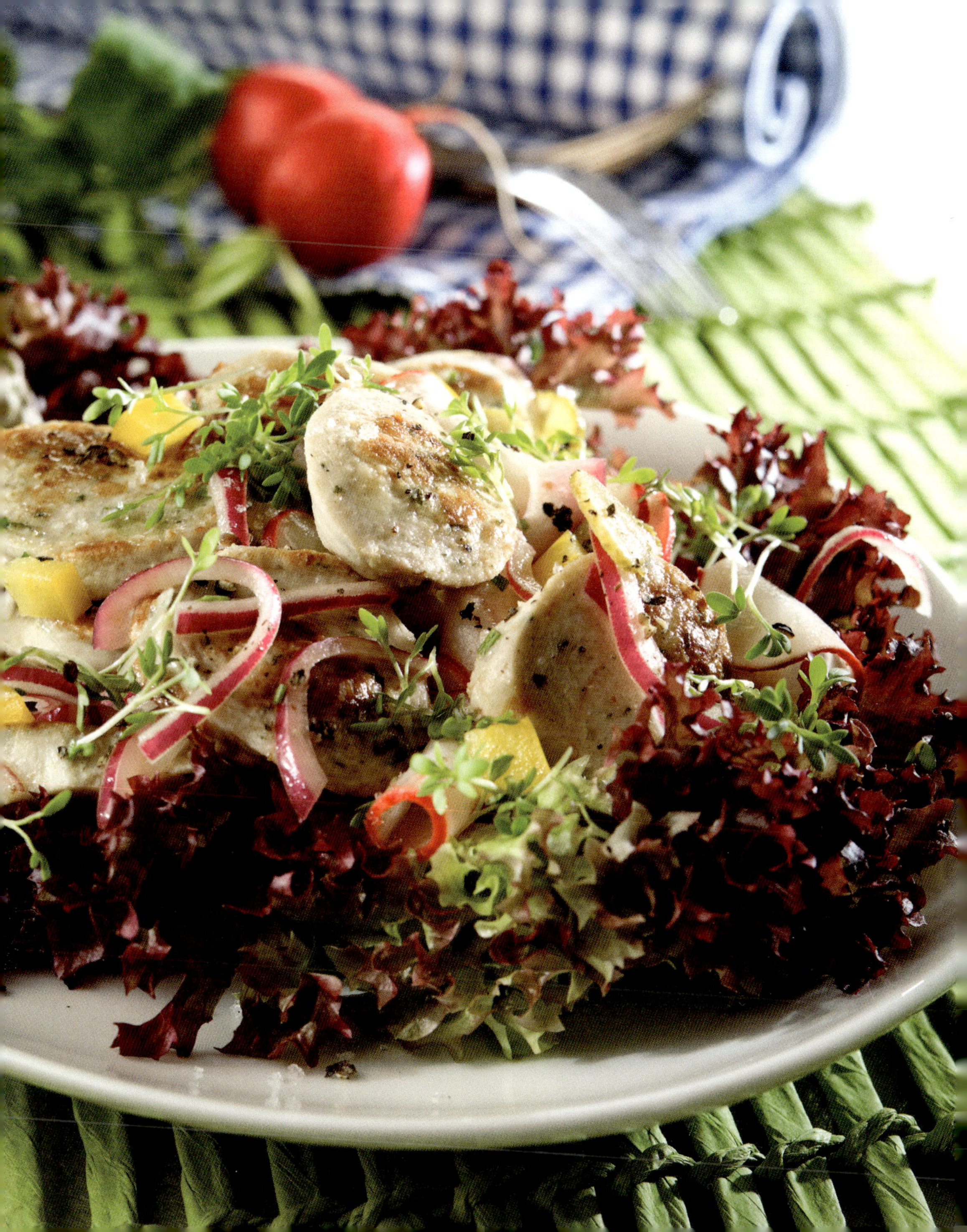

Zwiebelsteak mit Romanescogemüse

Für 4 Portionen
Zubereitungszeit: 25 Minuten

- 2 Romanesco (ca. 800 g)
- 600 g Roastbeef in Scheiben (4 Stück)
- 12 Schalotten
- 3 EL Rapsöl
- 150 g Blauschimmelkäse
- ½ Bund frischer Schnittlauch
- Salz, grober Pfeffer und Paprikapulver (edelsüß) nach Geschmack

1 Portion (ca. 410 g): 455 kcal, 48,9 g Eiweiß (43,3 E%), 25,8 g Fett (50,6 E%), 6,9 g Kohlenhydrate (6,1 E%), ca. 0,6 BE pro Portion

01 Romanesco vom Strunk befreien, in Röschen teilen und in einem Topf mit reichlich kochendem Salzwasser ca. 6–8 Minuten blanchieren. Anschließend in kaltem Wasser abschrecken und in einem Sieb abtropfen lassen.

02 Die Roastbeefscheiben waschen, trocken tupfen und mit Salz, Pfeffer und Paprikapulver würzen. Schalotten schälen und längs vierteln.

03 2 EL Rapsöl in einer beschichteten Pfanne erhitzen und die Fleischscheiben darin pro Seite ca. 4–5 Minuten braten. Danach die Zwiebeln dazugeben und mitbraten.

04 In der Zwischenzeit in einer weiteren Pfanne 1 EL Öl erhitzen und die Romanescoröschen ca. 3–4 Minuten darin anbraten. Anschließend den Blauschimmelkäse zerbröseln und dazugeben. Mit Salz und Pfeffer würzen und weitere 1–2 Minuten fertig braten.

05 Den Schnittlauch waschen, trocken schütteln und in feine Röllchen schneiden.

06 Zum Servieren die Steaks mit den Zwiebeln und dem Romanescogemüse auf Tellern anrichten. Mit den Schnittlauchröllchen garnieren.

Schweinefilettaschen mit gebratenen Dillgurken

Für 4 Personen
Zubereitungszeit: 25 Minuten

- 600 g Schweinefilet
- 8 Scheiben Bauchspeck (ca. 80 g)
- 8 frische Salbeiblätter
- 2 Salatgurken
- 1 Bund frischer Dill
- 4 EL Rapsöl
- 2 EL Frischkäse
- Salz und bunter Pfeffer nach Geschmack
- 8 Zahnstocher

1 Portion (ca. 390 g): 355 kcal, 38,4 g Eiweiß (43,7 E%), 20,4 g Fett (51,5 E%), 4,2 g Kohlenhydrate (4,8 E%), ca. 0,4 BE pro Portion

01 Schweinefilets waschen und trocken tupfen. Anschließend in 2 cm dicke Filetstücke schneiden, auf einer Seite einschneiden, zu einer Schmetterlingsform aufklappen und vorsichtig platieren (flach klopfen). Mit Salz und Pfeffer würzen. Die Filetscheiben nun jeweils mit einer Scheibe Schinken und einem Salbeiblatt belegen, zusammenklappen und mit einem Zahnstocher fixieren.

02 Gurken schälen, längs halbieren, entkernen und in 1 cm dicke Halbmonde schneiden. Dill waschen, von den Stielen befreien und fein hacken.

03 2 EL Öl in einer Pfanne erhitzen und die Filettaschen darin von jeder Seite 3–4 Minuten anbraten.

04 Das restliche Öl in einer weiteren Pfanne erhitzen und die Gurken ca. 2 Minuten scharf anbraten. Frischkäse und Dill dazugeben und mit Salz und Pfeffer würzen. Die Filettaschen zum Gurkengemüse in die Pfanne geben und alles zusammen weitere 3–4 Minuten fertig garen.

05 Die Zahnstocher entfernen und das Fleisch zusammen mit dem Gurkengemüse servieren.

Sauerbraten mit Rotkohl und gebratenem Sellerie

Für 4 Personen
Einlegezeit: 4–5 Tage
Zubereitungszeit: 90 Minuten

Für die Sauerbratenbeize:

- 80 g Sellerie
- 80 g Möhren
- 80 g Zwiebeln
- 80 g Lauch
- 100 ml Traubensaft (rot)
- 100 ml Weinessig
- 200 ml Wasser

Für das Gewürzteeei:

- 4 Wacholderbeeren
- 6 Pfefferkörner
- 1 Lorbeerblatt
- 2 Nelken
- ½ Zimtstange

- 800 g Rinderschulter
- 800 g Rotkraut (1 kleiner Kopf)
- 4 EL Rapsöl
- 1 EL Erythrit
- 2 Msp. Zimt (gemahlen)
- 2 Zwiebeln
- 1 Apfel (z. B. Boskop)
- 50 ml Traubensaft (rot)
- 1 TL Rotweinessig
- 2 EL Tomatenmark
- 1–2 TL Johannisbrotkernmehl
- 1 Knolle Sellerie (ca. 500 g)
- Salz und Pfeffer nach Geschmack

1 Portion (ca. 700 g): 490 kcal, 46,7 g Eiweiß (39,4 E%), 21,7 g Fett (40,5 E%), 23,8 g Kohlenhydrate (20,1 E%), enthält außerdem 2,5 g Zuckeralkohol, ca. 2 BE pro Portion

01 Für die Beize Sellerie, Möhren, Zwiebeln und Lauch fein würfeln und in eine Schüssel geben. Traubensaft, Weinessig und Wasser dazugeben. Alle Gewürzzutaten in ein Teeei geben und ebenfalls dazugeben. Das Rindfleisch in die Beize einlegen und zugedeckt im Kühlschrank 4–5 Tage darin ziehen lassen.

02 Am Tag der Zubereitung Rotkraut fein hobeln, in einem Topf mit 1 EL Öl anbraten und mit Erythrit, Salz, Pfeffer und Zimt würzen. Zwiebeln in feine Streifen schneiden. Apfel schälen und in feine Scheiben schneiden. Zwiebeln, Apfelscheiben, Traubensaft und Essig zum Rotkraut geben und zugedeckt ca. 45 Minuten köcheln lassen. Zwischenzeitlich mehrmals umrühren. Das Fleisch aus der Beize nehmen, gut abtropfen lassen und in einem Topf mit 2 EL erhitztem Rapsöl 2–3 Minuten von allen Seiten scharf anbraten. Tomatenmark zufügen, kurz mit anbraten. Das Johannisbrotkernmehl in die Beize einrühren den Sauerbraten damit angießen. Den Braten 40–45 Minuten leicht köcheln lassen.

03 In Zwischenzeit den Sellerie in 1 cm dicke Stifte schneiden. Die Selleriestifte in einer Pfanne mit dem restlichen Rapsöl 6–8 Minuten kross braten.

04 Den Braten aus der Sauce nehmen, in Scheiben schneiden und zusammen mit dem Rotkohl und dem Sellerie auf Tellern anrichten. Die Sauce im Topf mit einem Stabmixer fein pürieren und über das Fleisch geben.

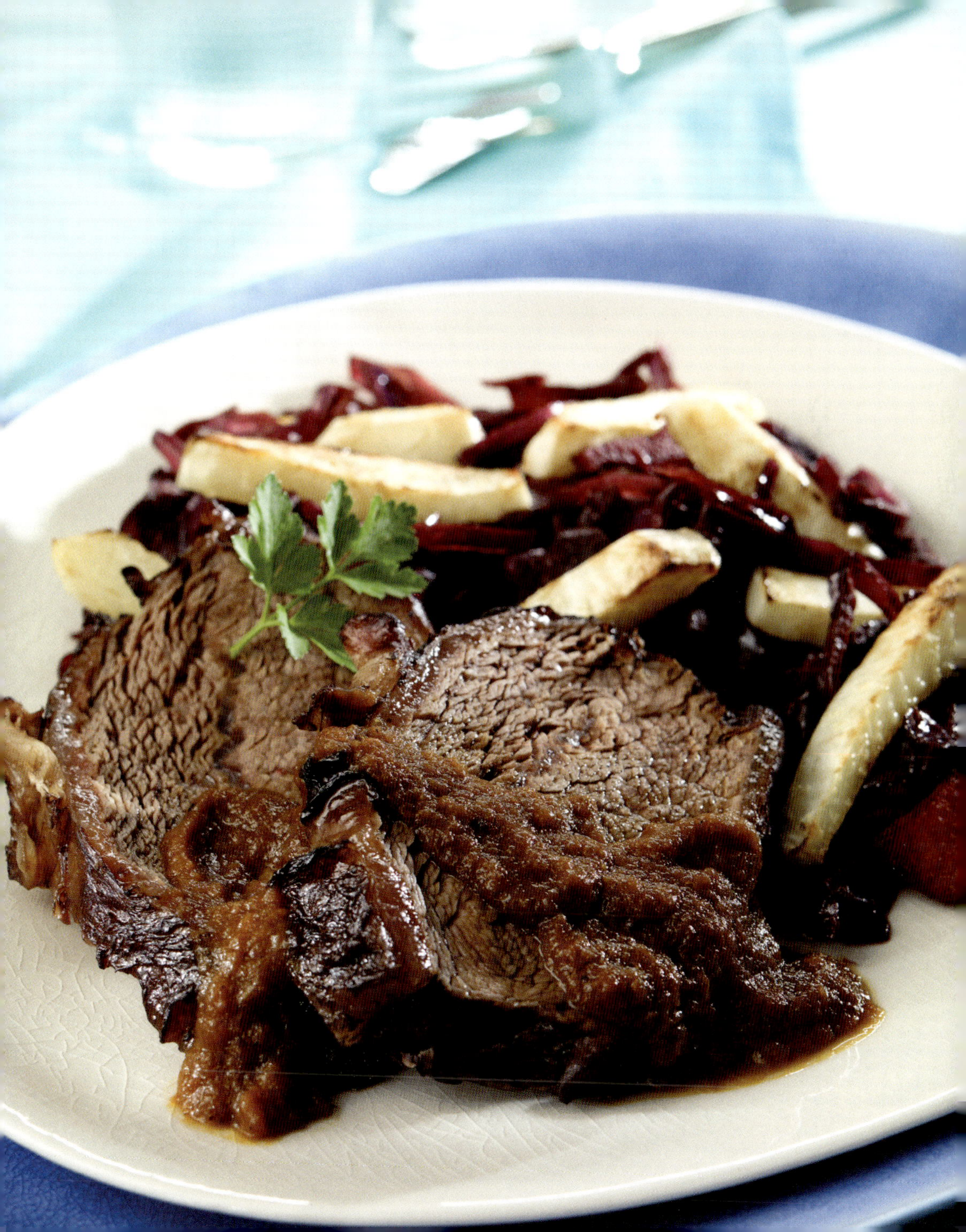

Geflügelsuppe »Asia«

Für 4 Personen
Zubereitungszeit: 50 Minuten

- 80 g getrocknete Mu-Err-Pilze
- 400 ml Kokosmilch
- 400 ml Geflügelbrühe
- 300 g Hähnchenbrustfilet
- 2 Stangen Zitronengras
- 20 g Ingwer
- 1 Bio-Limette
- 2 kleine Chilischoten
- 1 EL Sojasauce
- Currypaste
- ½ Bund frischer Koriander
- Salz und Kurkuma nach Geschmack

1 Portion (ca. 340 g): 375 kcal, 34,9 g Eiweiß (37,5 E%), 23,2 g Fett (56,6 E%), 5,5 g Kohlenhydrate (5,9 E%), ca. 0,5 BE pro Portion

01 200 ml Wasser erwärmen. Die getrockneten Pilze 30 Minuten darin einweichen.

02 Kokosmilch und Geflügelbrühe in einem Topf aufkochen lassen. Die Hähnchenbrust waschen, trocken tupfen und in die Kokosbrühe geben. Etwa 12–15 Minuten bei milder Hitze darin garen lassen. Das Fleisch herausnehmen, auskühlen lassen und in mundgerechte Stücke schneiden.

03 Die Pilze nach der Einweichzeit gut ausdrücken und in sehr feine Streifen schneiden. Die Kokosbrühe zusammen mit den Pilzen zum Kochen bringen und dann etwa 5 Minuten sprudelnd kochen lassen.

04 In der Zwischenzeit das Zitronengras halbieren und mit dem Messerrücken anklopfen. Den Ingwer schälen und fein reiben. Die Limette schälen, der Länge nach halbieren und in Scheiben schneiden. Die Chilischoten in feine Ringe schneiden. Alles zusammen in die Brühe geben, kurz aufkochen und dann 5 Minuten ziehen lassen. Mit Sojasauce, Currypaste, Kurkuma und Salz abschmecken.

05 Den Koriander waschen, trocken schütteln, die Blätter von den Stielen zupfen und kurz vor dem Servieren zusammen mit dem Fleisch in die Hühnersuppe geben.

TIPP: Anstelle der Mu-Err-Pilze können Sie auch frische Austernpilze verwenden.

Rosenkohl-Hähnchen-Pfanne mit Pekannüssen

Für 4 Portionen
Zubereitungszeit: 25 Minuten

- 1 Knollensellerie (ca. 500 g)
- 1 kg Rosenkohl
- 100 g Pekannüsse
- 500 g Hähnchenbrust
- 2 EL Rapsöl
- 1 Prise Ingwer (gemahlen)
- 1 Prise Zitronengraspulver
- 2 EL Sauerrahm
- Muskat, Salz und Pfeffer nach Geschmack

1 Portion (ca. 490 g): 460 kcal, 44 g Eiweiß (38,8 E%), 26,3 g Fett (51,5 E%), 11 g Kohlenhydrate (9,7 E%), ca. 0,9 BE pro Portion

01 Den Sellerie waschen, schälen und in feine Streifen schneiden.

02 Rosenkohl putzen, waschen und den Strunk der Röschen kreuzweise einschneiden. Dann den Rosenkohl in einem Topf mit ca. 1 Liter kochendem Salzwasser etwa 10 Minuten garen. 2 Minuten vor Ende der Garzeit die Selleriestreifen dazugeben und mitgaren. Anschließend das Gemüse mit kaltem Wasser abschrecken und in einem Sieb abtropfen lassen.

03 In der Zwischenzeit die Pekannüsse grob hacken und in einer großen Pfanne ohne Fett anrösten. Anschließend aus der Pfanne nehmen und beiseitestellen.

04 Hähnchenbrust waschen, trocken tupfen und in feine Streifen schneiden.

05 Den Rosenkohl, die Selleriestreifen und die Hähnchenstreifen in einer Pfanne mit heißem Öl ca. 6–8 Minuten anbraten. Mit Ingwer, Zitronengraspulver, Muskat, Salz und Pfeffer würzen.

06 Kurz vor Ende der Garzeit den Sauerrahm unterheben. Zum Servieren die Rosenkohlpfanne mit den Pekannüssen bestreuen.

TIPP: Pekannüsse sind Früchte des Hickorybaumes, der in den USA und Mexiko beheimatet und eng mit dem Walnussbaum verwandt ist. Sie punkten auch ähnlich wie die Walnuss mit einem hohen Gehalt an ungesättigten Fettsäuren und reichlich Mineralstoffen und Vitaminen – und das bei einem vergleichsweise niedrigen Gehalt an Kohlenhydraten, von denen zudem Ballaststoffe den größten Anteil ausmachen.

Entenbrust auf geschmortem Wirsing mit Paprika-Walnuss-Gemüse

Für 4 Portionen
Zubereitungszeit: 70 Minuten

- 700 g Entenbrust (4 Stück, küchenfertig)
- 1 kg Wirsing
- 1 TL Kümmel (gemahlen)
- 250 ml Geflügelfond
- 150 ml Gemüsebrühe
- 8 Scheiben Frühstücksspeck (ca. 80 g)
- 2 rote Paprika
- 2 gelbe Paprika
- 1 EL Olivenöl
- 30 g Walnusskerne (geröstet, ungesalzen)
- 1 TL Worcestersauce
- 50 g Frischkäse (30 % Fett)
- Salz, Pfeffer und Paprikapulver (edelsüß) nach Geschmack

1 Portion (ca.665 g): 765 kcal, 46,9 g Eiweiß (24,5 E%), 56 g Fett (66,3 E%), 17,6 g Kohlenhydrate (9,2 E%), ca. 1,5 BE pro Portion

01 Backofen auf 160° Umluft vorheizen.

02 Entenbrust waschen, trocken tupfen und mit Salz, Pfeffer und Paprika würzen. Den Wirsing vom Strunk befreien und auf einem Gemüsehobel fein hobeln.

03 Die Wirsingstreifen in eine Auflaufform geben, mit Salz, Pfeffer und Kümmel würzen und mit Geflügelfond und Gemüsebrühe angießen. Anschließend die Entenbrust mit der Hautseite nach oben drauflegen und im Backofen (Mitte) ca. 50 Minuten backen.

04 15 Minuten vor Ende der Garzeit die Entenbrust mit dem Speck bedecken und fertig backen lassen.

05 Die Paprikaschoten halbieren, entkernen, waschen und in feine Streifen schneiden.

06 In einer Pfanne mit Öl die Paprikastreifen zusammen mit den Walnusskernen ca. 2–3 Minuten anbraten. Mit Worcestersauce, Salz und Pfeffer würzen. Anschließend beiseitestellen.

07 Die Entenbrust aus der Auflaufform nehmen und in Scheiben schneiden. Den Wirsing mit Frischkäse vermengen und auf Tellern anrichten. Die Entenbrust darauf anrichten und das Ganze mit der Paprika-Walnuss-Mischung garnieren.

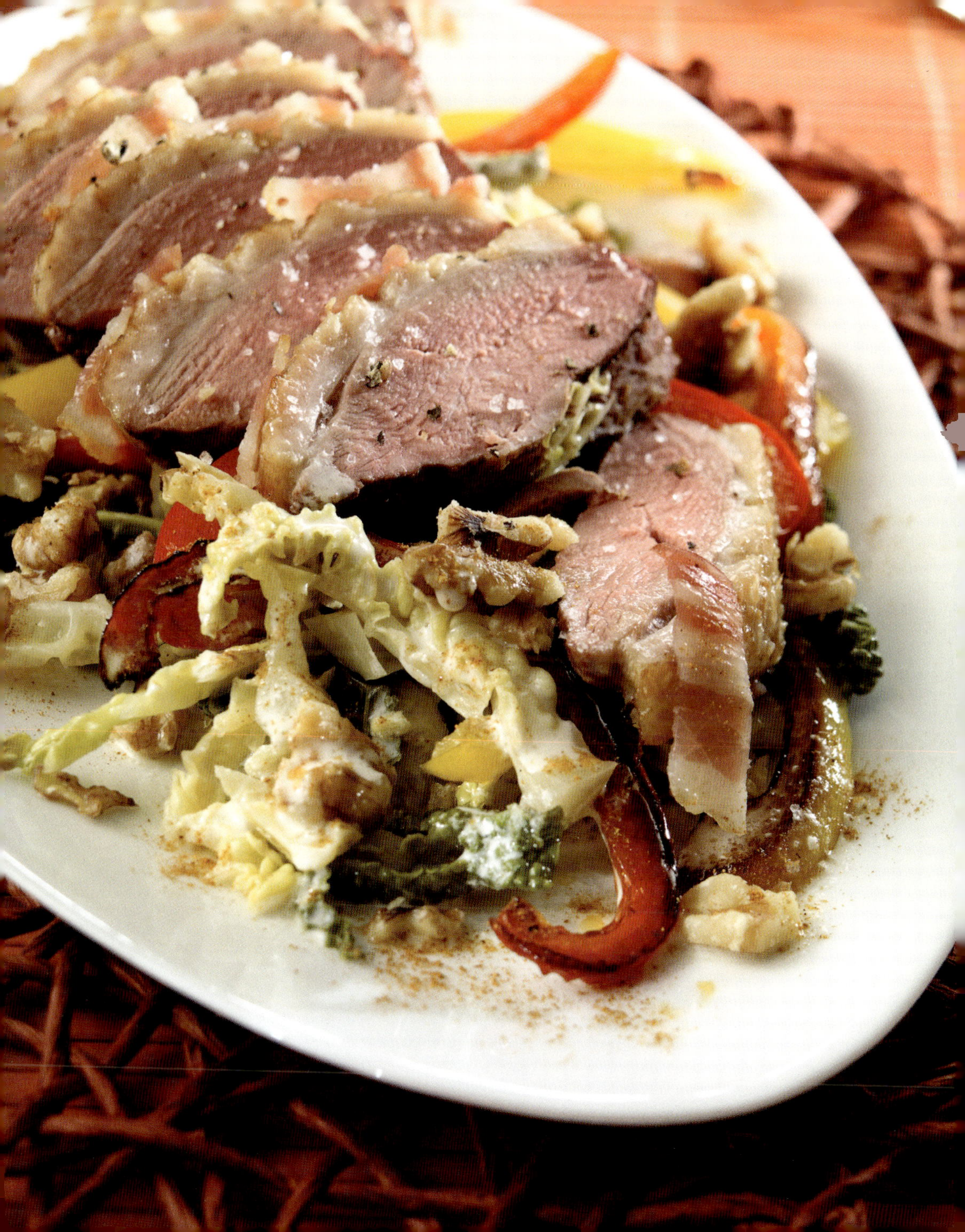

Gefüllte Putenroulade mit gebratenem Kürbisgemüse

Für 4 Personen
Zubereitungszeit: 20 Minuten

- 600 g Putenschnitzel (4 Stück)
- 100 g getrocknete Tomaten (in Öl)
- 100 g Schafskäse
- 50 g Walnüsse (gehackt)
- 1 Ei (Größe M)
- 4 EL Olivenöl
- 500 g Kürbis (z. B. Muskatkürbis)
- 3 Schalotten
- 100 g Frischkäse (50 % Fett)
- Muskat, Salz und Pfeffer nach Geschmack
- 4 Zahnstocher oder Bindfaden

1 Portion (ca. 400 g): 410 kcal, 19,2 g Eiweiß (18,8 E%), 33,9 g Fett (73,7 E%), 7,6 g Kohlenhydrate (7,5 E%), ca. 0,6 BE pro Portion

01 Die Putenschnitzel waschen, trocken tupfen und zwischen zwei Folien (z.B. in einem Gefrierbeutel) flach klopfen.

02 Für die Füllung die Tomaten abtropfen lassen und fein würfeln. Den Schafskäse ebenfalls fein würfeln. Tomaten, Schafskäse und Walnüsse mit dem Ei vermengen und mit Muskat, Salz und Pfeffer würzen.

03 Die Putenschnitzel von beiden Seiten mit Salz und Pfeffer würzen. Die Füllung anschließend gleichmäßig auf der Oberseite der Fleischscheiben verteilen. Diese dann jeweils zu einer Roulade rollen und mit einem Zahnstocher fixieren.

04 2 EL Öl in einer beschichteten Pfanne erhitzen und die Rouladen ca. 7–8 Minuten von allen Seiten anbraten.

05 In der Zwischenzeit den Kürbis schälen, entkernen und in kleine Würfel schneiden. Die Schalotten schälen, halbieren und in feine Streifen schneiden.

06 In einer weiteren Pfanne das restliche Öl erhitzen und darin die Kürbiswürfel und die Schalottenstreifen ca. 5–6 Minuten anbraten. Mit Salz und Pfeffer würzen. Anschließend den Frischkäse dazugeben und das Ganze etwa 1–2 Minuten fertig garen.

07 Vor dem Servieren die Zahnstocher entfernen, die Rouladen schräg durchschneiden und zusammen mit dem Kürbisgemüse auf Tellern anrichten.

Gebackener Rotkohl-Zucchini-Auflauf mit Geflügelhackfleisch

Für 4 Personen
Zubereitungszeit: 40 Minuten

- 400 g Hähnchenbrustfilet (ca. 2–3 Stück)
- 2 Knoblauchzehen
- 1 EL Rapsöl
- 2 g Rosmarin (getrocknet)
- 2 Bund Frühlingszwiebeln
- 400 g Zucchini (ca. 2 Stück)
- 500 g Rotkohl
- 1 Bund frische Blattpetersilie
- 200 g Frischkäse (30 % Fett)
- 300 ml Milch (1,5 % Fett)
- 100 g Gouda (gerieben)
- 150 g Fetakäse
- 125 g Mozzarella
- Kümmelpulver, Paprikapulver edelsüß, Salz und Pfeffer nach Geschmack

1 Portion (ca. 545 g): 555 kcal, 53,6 g Eiweiß (38,5 E%), 31,3 g Fett (51,4 E%), 14 g Kohlenhydrate (10,1 E%), ca. 1,2 BE pro Portion

01 Backofen auf 160° Umluft vorheizen.

02 Hähnchenbrust waschen, trocken tupfen und in feine Würfel schneiden. Knoblauch schälen und fein würfeln.

03 Das Öl in einer Pfanne erhitzen und die Geflügelwürfel darin ca. 2–3 Minuten anbraten. Den Knoblauch dazugeben und weitere 1–2 Minuten mitbraten. Mit Rosmarin, Kümmelpulver, Paprika, Salz und Pfeffer würzen. Frühlingszwiebeln putzen, in feine Röllchen schneiden und ebenfalls zum Geflügelfleisch geben.

04 Zucchini längs halbieren in 1 cm dicke Halbmonde schneiden. Anschließend in die Pfanne geben und weitere 2–3 Minuten mitbraten.

05 Rotkohl von den äußeren Blättern und dem Strunk befreien. Anschließend in feine Streifen hobeln. Den Kohl in eine feuerfeste Auflaufform geben und die Geflügelmasse darauf verteilen.

06 Petersilie waschen, trocken schütteln, von den Stielen befreien und grob hacken.

07 Den Frischkäse mit der Milch und der Hälfte der Petersilie verrühren. Anschließend die Mischung gleichmäßig über das Fleisch verteilen und mit dem geriebenen Gouda bestreuen.

08 Fetakäse und den Mozzarella in dünne Scheiben schneiden und den Auflauf damit belegen. Anschließend im Ofen (Mitte) ca. 25–30 Minuten überbacken.

09 Zum Servieren den Auflauf mit der restlichen Petersilie bestreuen.

Apfel-Kohlrabi-Suppe mit Lachsstreifen

Für 4 Personen
Zubereitungszeit: 25 Minuten

- 400 g Kohlrabi (ca. 3 Stück)
- 3 Zwiebeln
- 2 EL Rapsöl
- 500 ml Gemüsebrühe
- 100 g Frischkäse (50 % Fett)
- 3 Äpfel (z. B. Boskop)
- 300 g Räucherlachs
- 30 g Mandelblättchen
- 2 EL Meerrettich
- 1 Schale Kresse
- Currypulver, Salz und Pfeffer nach Geschmack

1 Portion (ca. 450 g): 390 kcal, 22,6 g Eiweiß (23 E%), 24,6 g Fett (56,8 E%), 19,8 g Kohlenhydrate (20,2 E%), ca. 1,7 BE pro Portion

01 Kohlrabi schälen und fein würfeln. Zwiebeln schälen und ebenfalls fein würfeln. In einer heißen Pfanne mit 1 EL Öl die Zwiebeln glasig andünsten, Kohlrabi zugeben und mit andünsten. Mit Gemüsebrühe ablöschen, den Frischkäse zugeben und alles zusammen 10–12 Minuten köcheln lassen. Anschließend mit dem Mixstab fein pürieren.

02 In der Zwischenzeit die Äpfel schälen, Kerngehäuse ausstechen und die Äpfel fein würfeln. Den Lachs in feine Streifen schneiden. In einer heißen Pfanne mit dem restlichen Öl die Mandelblättchen, die Lachsstreifen und die Apfelwürfel ca. 1 Minute anbraten. Mit Currypulver, Salz und Pfeffer würzen.

03 Zum Servieren die Suppe in tiefen Tellern anrichten, jeweils ½ EL Meerrettich hinzugeben. Das Apfel-Mandel-Lachs-Gemisch daraufgeben und abschließend das Ganze mit Kresse bestreuen.

Mediterraner Salat mit Sardellen

Für 4 Personen
Zubereitungszeit: 15 Minuten

- 3 rote Zwiebeln
- 2 unbehandelte Salatgurken
- 4 Fleischtomaten
- 2 gelbe Paprika
- ½ Bund frische Blattpetersilie
- 265 g Kidneybohnen (Dose, Abtropfgewicht)
- 100 g grüne Oliven (entsteint, Glas)
- 1 EL Aceto balsamico (hell)
- 3 EL Olivenöl
- Saft von 1 Zitrone
- 200 g Schafskäse
- 1 Dose Sardellen (Abtropfgewicht 250 g)
- Salz und Pfeffer nach Geschmack

1 Portion (ca. 560 g): 465 kcal, 30 g Eiweiß (26,8 E%), 25,8 g Fett (52,3 E%), 23,3 g Kohlenhydrate (20,9 E%), ca. 1,9 BE pro Portion

01 Zwiebeln schälen, halbieren und in feine Streifen schneiden. Die Gurken waschen, längs halbieren, entkernen und in 1 cm dicke Halbmonde schneiden. Tomaten waschen, vom Strunk befreien und in grobe Würfel schneiden. Paprika halbieren, entkernen, waschen und ebenfalls grob würfeln. Petersilie waschen, entstielen und klein zupfen. Kidneybohnen in einem Sieb abtropfen lassen und mit kaltem Wasser abspülen.

02 Oliven abtropfen lassen, vierteln und mit den Bohnen, Zwiebeln, Gurken, Paprika und Tomaten mischen. Den Salat mit Balsamicoessig, 2 EL Öl, Zitronensaft, wenig Salz und Pfeffer marinieren.

03 Den Schafskäse in dünne Scheiben schneiden. Das Öl der Sardellen abgießen und diese anschließend in feine Streifen schneiden.

04 Anschließend die Schafskäsescheiben kreisförmig auf dem Tellerrand anrichten. Den mediterranen Salat in die Mitte geben, mit Sardellenstreifen belegen und zum Schluss Petersilie darüberstreuen.

05 Den Salat vor dem Servieren mit dem restlichen Olivenöl beträufeln.

TIPP: Anstelle der Sardellen können Sie auch Matjesfilets verwenden.

Würzige Forellenpfanne

Für 4 Personen
Zubereitungszeit: 35 Minuten

- 700 g Forellenfilet (ohne Haut)
- 1 TL Chiliflocken
- 1 TL Ingwerpulver
- 1 TL Curry
- 1 TL Zitronengraspulver
- Saft von 1 Zitrone
- 3 EL Olivenöl
- 200 g Petersilienwurzeln (ca. 2 Stück)
- 2 rote Zwiebeln
- 2 grüne Paprika
- 2 gelbe Paprika
- 1 unbehandelte Salatgurke (Bio)
- ½ Bund frischer Dill
- 100 ml Sahne
- 1 Chilischote
- Salz und Pfeffer nach Geschmack

1 Portion (ca. 520 g): 460 kcal, 47,7 g Eiweiß (41,8 E%), 23,3 g Fett (46,3 E%), 13,6 g Kohlenhydrate (12 E%), ca. 1,1 BE pro Portion

01 Fischfilet in 2 cm dicke Streifen schneiden und mit Chiliflocken, Ingwerpulver, Curry und Zitronengraspulver vermischen. Zum Marinieren Zitronensaft und 1 EL Olivenöl dazugeben und das Ganze etwa 1 Stunde im Kühlschrank einwirken lassen.

02 In der Zwischenzeit die Petersilienwurzel schälen und in feine Würfel schneiden. Die Zwiebeln schälen und ebenfalls fein würfeln. Paprikaschoten halbieren entkernen, waschen und in Streifen schneiden. Salatgurke waschen, längs halbieren, entkernen und in feine Halbmonde schneiden. Dill waschen, trocken schütteln und fein zupfen.

03 Die Zwiebeln in einer heißen Pfanne im restlichen Olivenöl glasig anbraten. Dann die gewürfelten Petersilienwurzeln zugeben und mit anbraten. Anschließend den marinierten Fisch zufügen und ebenfalls anbraten. Zum Schluss Paprika und Gurke dazugeben und das Ganze weitere 4–5 Minuten fertig braten. Anschließend die Fischpfanne mit Salz und Pfeffer abschmecken und mit Dill und Sahne verfeinern.

04 Die Chilischote waschen, in feine Röllchen schneiden und das Gericht damit garnieren.

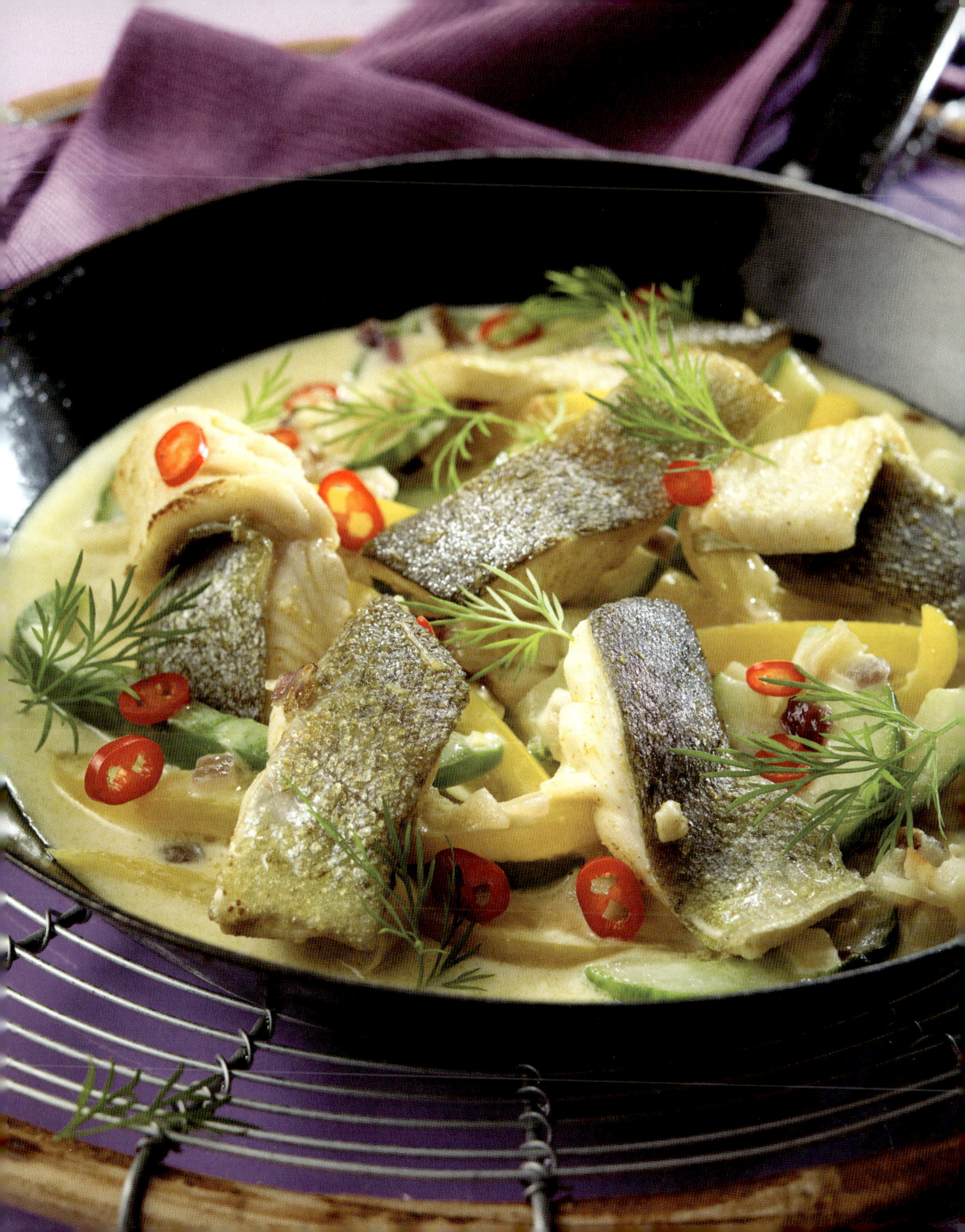

Omas Gemüsesuppe mit Parmesaneierstich

Für 4 Personen
Zubereitungszeit: 60 Minuten

Für die Gemüsebrühe:
- 1 Stück Sellerie (ca. 250 g)
- 2 große Möhren
- 2 Petersilienwurzeln (ca. 200 g)
- 2 Zwiebeln
- 1 EL Rapsöl
- 2 Stängel Liebstöckel
- 2 Lorbeerblätter
- 3 Wacholderbeeren
- 6 Pfefferkörner
- Salz und Pfeffer nach Geschmack

Für den Eierstich:
- ½ Bund frische Petersilie
- 4 Eier (Größe L)
- ⅛ l Milch (3,5 % Fett)
- 50 g geriebener Parmesan
- 2 EL Thymian (gerebelt)
- 4 Thymianzweige
- Silikon-Muffin-Förmchen

1 Portion (ca. 475 g): 210 kcal, 15,6 g Eiweiß (29,8 E%), 11,5 g Fett (48,6 E%), 11,3 g Kohlenhydrate (21,6 E%), ca. 1 BE pro Portion

01 Backofen auf 160° Umluft vorheizen.

02 Sellerie, Möhren und Petersilienwurzeln schälen und in grobe Stücke schneiden. Die Zwiebeln schälen, halbieren und mit der Schnittfläche nach unten in einer Pfanne mit Öl dunkelbraun anrösten.

03 2,5 Liter Wasser in einen Topf geben und mit dem Gemüse, den Zwiebeln, Liebstöckel, Lorbeerblättern, Wacholderbeeren und Pfefferkörnern aufkochen und dann ca. 40 Minuten köcheln lassen. Die Gemüsebrühe auf ca. zwei Drittel der Wassermenge einreduzieren lassen und anschließend mit Salz und Pfeffer würzen.

04 In der Zwischenzeit die Petersilie waschen, trocken schütteln und fein hacken. Die Eier mit Milch, Parmesan und Petersilie verquirlen. Die Eiermasse in Silikon-Muffin-Förmchen füllen, diese mit Alufolie bedecken und im Backofen ca. 15–20 Minuten stocken lassen.

05 Das Gemüse nach Ende der Garzeit aus der Gemüsebrühe nehmen, in kleine Stücke schneiden und in tiefen Tellern oder in einer Terrine anrichten. Mit gerebeltem Thymian bestreuen und mit Brühe übergießen. Den Eierstich aus den Förmchen stürzen, in kleine Stücke schneiden und ebenfalls zur Suppe geben. Mit dem frischem Thymian garnieren.

TIPP: Anstelle einer Silikonform eignet sich auch eine mit Klarsichtfolie ausgelegte, feuerfeste Form. Die Eiermasse in die Form füllen und im Wasserbad abgedeckt ca. 25–30 Minuten garen, bis die Masse gestockt ist. Anschließend stürzen, Folie entfernen und den Eierstich in Rauten schneiden.

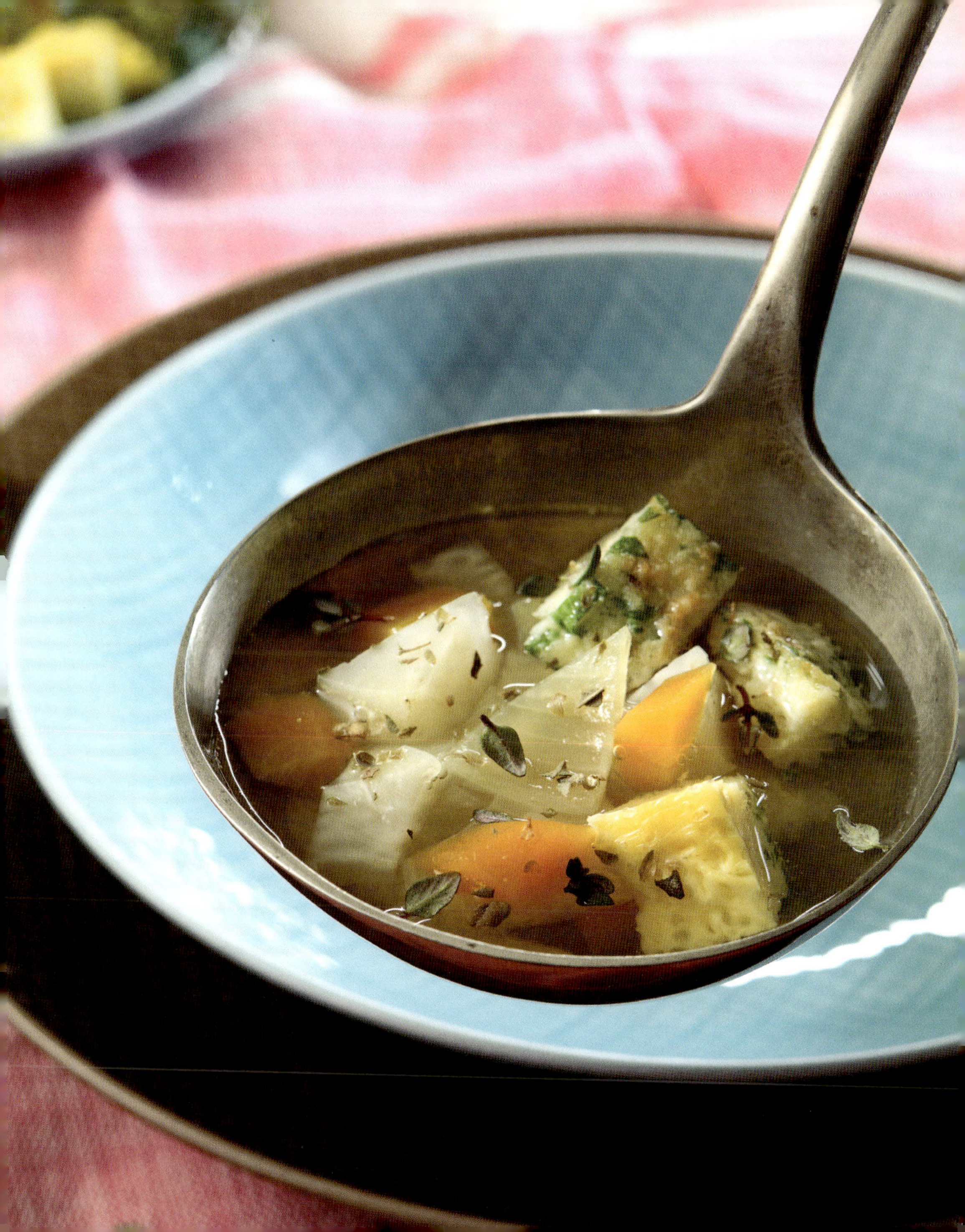

Gurkensuppe mit geräuchertem Tofu

Für 4 Personen
Zubereitungszeit: 35 Minuten

- 3 Salatgurken
- 100 g Joghurt (3,5 % Fett)
- Saft von ½ Zitrone
- 40 ml Tonic Water
- 2 Msp. Chiliflocken
- 200 g Tofu (geräuchert)
- 200 g Radieschen
- 1 EL Olivenöl
- ½ Bund frischer Dill
- Salz, Pfeffer und Curry nach Geschmack

1 Portion (ca. 355 g): 142 kcal, 9,3 g Eiweiß (26,7 E%), 8 g Fett (52,1 E%), 7,4 g Kohlenhydrate (21,2 E%), ca. 0,6 BE pro Portion

01 Gurken schälen, längs halbieren, Kerngehäuse herauslösen und die Gurken in grobe Stücke schneiden. Zusammen mit Joghurt, Zitronensaft und Tonic Water in einem Mixer fein pürieren. Mit Salz, Pfeffer, Chiliflocken und Curry würzen. Anschließend für 30 Minuten im Kühlschrank kalt stellen.

02 In der Zwischenzeit Tofu in feine Würfel schneiden. Radieschen putzen, waschen und in feine Streifen schneiden. Tofu und Radieschen in einer heißen Pfanne 2–3 Minuten in Olivenöl anbraten und mit Salz und Pfeffer würzen.

03 Dill waschen, trocken schütteln und fein zupfen.

04 Die Gurkensuppe in tiefen Teller anrichten, mit dem Tofu-Radieschen-Gemisch und dem gezupften Dill servieren.

Pochierte Eier auf Porree-Pilz-Bett

Für 4 Personen
Zubereitungszeit: 40 Minuten

- 50 ml Essig
- 8 Eier (Größe L)
- 2 Zwiebeln
- 2 Stangen Porree
- 1 EL Olivenöl
- 200 g Champignons
- 16 Kirschtomaten
- 100 ml Gemüsebrühe
- 100 g Schmelzkäse
- 50 ml Sahne
- je 1 Msp. Kurkuma und Chiliflocken
- 50 g Parmesan (gerieben)
- 1 Schale Kresse
- Salz, Pfeffer und Muskat nach Geschmack

1 Portion (ca. 375 g): 380 kcal, 28,1 g Eiweiß (29,7 E%), 25,8 g Fett (60,7 E%), 9 g Kohlenhydrate (9,6 E%), ca. 0,8 BE pro Portion

01 1,5 Liter Wasser mit dem Essig in einem Topf zum Kochen bringen. Die Eier einzeln in ein Schälchen oder eine Schöpfkelle schlagen und am Rand des Kochtopfes in das Essigwasser gleiten lassen. Den Topf von der Kochstelle nehmen und die Eier ca. 5–6 Minuten ziehen lassen.

02 Zwiebeln schälen und fein würfeln. Porree putzen, waschen und in feine Halbmonde schneiden. In einer Pfanne mit Olivenöl die Zwiebeln und den Porree ca. 3–4 Minuten glasig anschwitzen. Mit Salz Pfeffer und Muskat würzen.

03 Die Champignons kurz unter fließendem Wasser abbrausen und vierteln. Anschließend zum Porree-Zwiebel-Gemisch geben und alles zusammen weitere 3–4 Minuten braten. Die Kirschtomaten waschen, halbieren und zum Gemüse geben. Mit Gemüsebrühe, Schmelzkäse und Sahne verfeinern. Anschließend mit Kurkuma, Chiliflocken, Salz und Pfeffer würzen.

04 Zum Servieren die pochierten Eier auf dem Porree-Pilz-Gemüse anrichten, mit geriebenem Parmesan bestreuen und mit Kresse garnieren.

Zucchinirösti mit Pilzragout

Für 4 Personen
Zubereitungszeit: 45 Minuten

- 400 g Egerlinge
- 3 Zwiebeln
- 1 Bund Frühlingszwiebeln
- 200 g Sellerie
- 300 g Zucchini
- 2 Eier (Größe L)
- 30 g Macadamianüsse (gehackt)
- 4 EL Olivenöl
- 2 EL Mischpilze (getrocknet)
- 150 ml Kokosmilch
- ½ Bund Basilikum
- Salz und Pfeffer nach Geschmack

1 Portion (ca. 360 g): 320 kcal, 13,6 g Eiweiß (17 E%), 25,9 g Fett (73,4 E%), 7,7 g Kohlenhydrate (9,6 E%), ca. 0,6 BE pro Portion

01 Egerlinge kurz unter fließendem Wasser abbrausen und in grobe Scheiben schneiden. Zwiebeln schälen und fein würfeln. Frühlingszwiebeln putzen, waschen und in Röllchen schneiden.

02 Für die Rösti den Sellerie schälen. Zucchini waschen. Beides fein raspeln. Die Eier aufschlagen und mit den gehackten Nüssen vermengen. Mit Salz und Pfeffer würzen. In einer heißen Pfanne die Rösti in 3 EL Olivenöl von beiden Seiten goldgelb ausbacken.

03 Die Zwiebeln zusammen mit den Egerlingen, den Frühlingszwiebeln und den getrockneten Pilzen 4–5 Minuten in einer weiteren Pfanne im restlichen heißen Olivenöl glasig anbraten. Mit Kokosmilch, Salz und Pfeffer verfeinern.

04 Basilikum waschen, trocken schütteln die Blätter abzupfen.

05 Zum Servieren die Rösti zusammen mit dem Pilzragout auf Tellern anrichten und mit Basilikum garnieren.

Joghurtmuffins

Ergibt 4 Muffins
Zubereitungszeit: 35 Minuten

- 75 g Butter (Zimmertemperatur)
- 100 g Haselnüsse (gemahlen)
- 3 Eier (Größe L)
- 10 g Kokosraspel (ca. 1 EL)
- 1 Msp. Vanillepulver
- 1 EL Backpulver
- 2 EL Kakao
- 100 g Joghurt (natur, 1,5 % Fett)
- 300 g Himbeeren

1 Portion (ca. 215 g): 440 kcal, 13,4 g Eiweiß (12,2 E%), 39,3 g Fett (79,8 E%), 8,8 g Kohlenhydrate (8 E%), ca. 0,7 BE pro Portion

01 Backofen auf 160° Umluft vorheizen.

02 Alle Zutaten, außer den Himbeeren, in einer Schüssel miteinander verrühren. Anschließend die Himbeeren zugeben und vorsichtig unterheben.

03 Den Teig in Muffinförmchen füllen und die Muffins im Backofen (Mitte) ca. 25–30 Minuten backen.

Kefir-Smoothie mit Beeren

Für 4 Personen
Zubereitungszeit: 10 Minuten

- 400 g Himbeeren
- 400 g Blaubeeren
- 2 Tropfen flüssiges Stevia
- 400 g Kefir

1 Portion (ca. 300 g): 135 kcal, 5,1 g Eiweiß (17 E%), 4,4 g Fett (32,3 E%), 14,5 g Kohlenhydrate (47,9 E%), 0,5 g Alkohol (2,8 E%), ca. 1,2 BE pro Portion

01 Himbeeren und Blaubeeren verlesen, kurz unter fließendem Wasser waschen und in ein hohes Gefäß zum Mixen geben.

02 Stevia dazugeben und die Mischung mit einem Stabmixer pürieren.

03 Das Fruchtpüree anschließend in Gläser füllen und den Kefir als Topping dazugeben. Mit einem Strohhalm servieren.

TIPP: Anstelle des Kefirs können Sie auch Joghurt verwenden.

Bodenloser Käsekuchen mit Beerenjoghurt

Ergibt 8 Stücke
Zubereitungszeit: 70 Minuten

Für den Käsekuchen:

- 6 Eier (Größe L)
- 1 Prise Salz
- 1 kg Speisequark (20 % Fett)
- 20 g Butter
- 4 EL Eiweißpulver (neutral)
- Vanilleschotenpulver
- Erythrit oder flüssiges Stevia nach Geschmack
- Schalenabrieb 1 unbehandelten Zitrone
- 1 Kuchenspringform (Durchmesser 26 cm)

Für den Beerenjoghurt:

- 300 g Waldbeerenmix (Tiefkühlware)
- 100 g Joghurt (3,5 % Fett)
- 20 g Pistazien (ohne Salz, gehackt)
- 1 EL Erythrit oder flüssiges Stevia nach Geschmack

1 Portion (ca. 235 g): 275 kcal, 26,6 g Eiweiß (39,7 E%), 14,9 g Fett (49,2 E%), 7,4 g Kohlenhydrate (11,1 E%), ca. 0,6 BE pro Portion

01 Backofen auf 160° Umluft vorheizen.

02 Die Eier trennen. Das Eiweiß mit der Prise Salz zu einem festen Schnee schlagen.

03 Die restlichen Zutaten in eine Rührschüssel geben und gut verrühren, anschließend den Eischnee unterheben. Dann die Quarkmasse in eine Springform geben und im vorgeheizten Backofen (Mitte) ca. 60 Minuten backen.

04 In der Zwischenzeit die Waldbeeren antauen lassen und anschließend mit dem Joghurt vermengen. Mit den gehackten Pistazien und dem Erythrit verfeinern.

05 Zum Servieren den Kuchen lauwarm auf Tellern anrichten und mit dem Beerenjoghurt garnieren.

TIPP: Stellen Sie kurz vor Ende der Backzeit den Backofen aus und lassen Sie den Kuchen bei offener Tür im Backofen auskühlen. So fällt er nicht so sehr zusammen.

Mandelcrêpes mit Pfirsichmus

Für 4 Personen
Zubereitungszeit: 20 Minuten

- 3 Eier (Größe L)
- 3 g Johannisbrotkernmehl
- 40 g Mandeln (gemahlen)
- 30 g Eiweißpulver (neutral)
- 100 ml Milch (1,5 % Fett)
- Mark von 1 Vanilleschote
- 1 TL Walnussöl
- 20 g Butter
- 200 g Pfirsiche

1 Portion (ca. 175 g): 235 kcal, 15,4 g Eiweiß (26,5 E%), 15,8 g Fett (60,4 E%), 7,6 g Kohlenhydrate (13,1 E%), ca. 0,6 BE pro Portion

01 Für die Crêpemasse mit einem Stabmixer Eier, Johannisbrotkernmehl, Mandeln, Eiweißpulver, Milch, Vanillemark und Walnussöl fein pürieren.

02 In einer heißen Pfanne pro Crêpe jeweils 5 g Butter erhitzen. Anschließend jeweils ein Viertel der Crêpemasse hineingießen und den Crêpe von beiden Seiten goldbraun ausbacken. Den Vorgang noch dreimal wiederholen.

03 In der Zwischenzeit die Pfirsiche schälen, halbieren und entkernen. Die Pfirsichhälften mit 3 EL Wasser vermischen und mit einem Stabmixer fein pürieren.

04 Die Crêpes vor dem Servieren mit jeweils 1 EL Pfirsichmus bestreichen und einrollen.

TIPP: Mit der Vanilleschote können Sie auch Vanillesalz selbst herstellen. Dazu die leere Schote in Salz stecken und 1–2 Wochen darin ziehen lassen. Anschließend lassen sich damit Fleischgerichte verfeinern.

Zitronen-Quark-Mousse mit Himbeersauce

Für 4 Personen
Zubereitungszeit: 20 Minuten (ohne Kühlzeit)

- 1 Blatt Gelatine
- 6 EL kaltes Wasser
- 1 Eiweiß (von 1 Ei Größe L)
- 250 g Quark (Magerstufe)
- 100 g Joghurt (1,5 % Fett)
- Saft von 1 Zitrone
- 1 EL Erythrit
- 250 ml Wasser (für Wasserbad)
- 250 g Himbeeren
- 50 ml Wasser
- ½ Bund frische Zitronenmelisse

1 Portion (ca. 175 g): 95 kcal, 11,7 g Eiweiß (56,1 E%), 0,9 g Fett (9,4 E%), 7,2 g Kohlenhydrate (34,5 E%). enthält zusätzlich 2,5 g Zuckeralkohol, ca. 0,6 BE pro Portion

01 Gelatine 2 Minuten im Wasser einweichen, ausdrücken und in eine Schüssel geben.

02 Eiweiß steif schlagen und beiseitestellen.

03 Den Quark zusammen mit dem Joghurt, dem Zitronensaft und dem Erythrit verrühren.

04 Wasser in einem Topf aufkochen und als Wasserbad herrichten. Die Gelatine in der Schüssel über dem Wasserbad gut auflösen und nach und nach in die Quarkmasse rühren. Anschließend den Eischnee dazugeben und vorsichtig untermengen. Die Quarkmousse anschließend für 1 Stunde im Kühlschrank kalt stellen.

05 In der Zwischenzeit die Himbeeren verlesen und kurz unter fließendem Wasser abbrausen. Anschließend 50 ml Wasser zugeben und das Ganze mit einem Stabmixer fein pürieren.

06 Die Himbeersauce in tiefe Teller geben. Von der Zitronen-Quark-Mousse mit einem Esslöffel Nocken abstechen und diese auf dem Fruchtsaucenspiegel anrichten.

07 Vor dem Servieren die Melisse waschen, einige Blätter abzupfen und die Mousse damit dekorieren.

TIPP: Zitronenmelisse ist das wohl bekannteste Kraut im Kampf gegen einen nervösen Magen und Darmbeschwerden. Als Tee beruhigt es den Magen- und Darmtrakt.

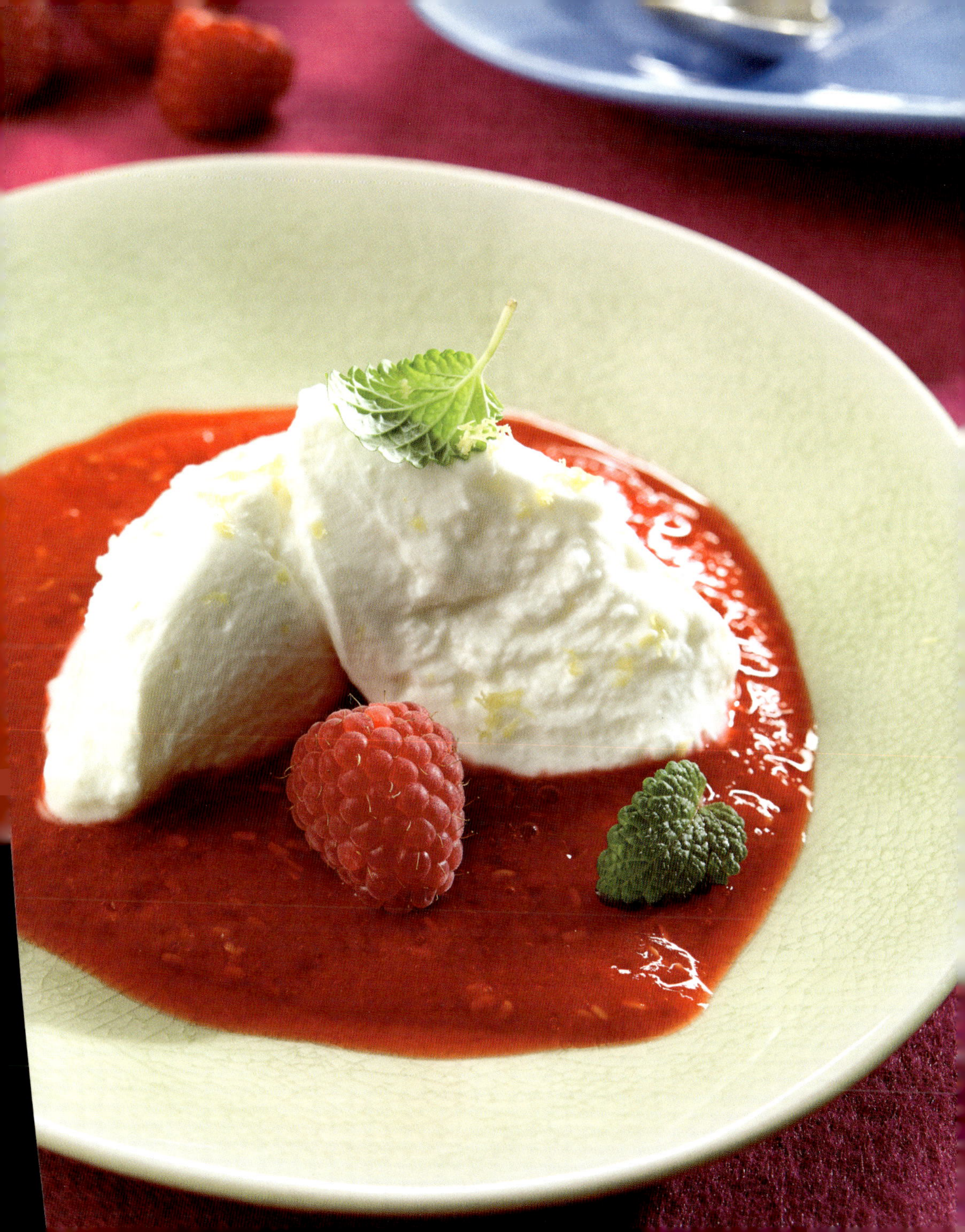

LOGI-Methode

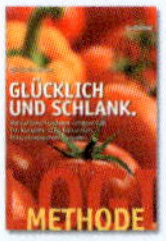

BEST-SELLER · SPIRALO

Glücklich und schlank.
Mit viel Eiweiß und dem richtigen Fett. Das komplette LOGI-Basiswissen. Mit umfangreichem Rezeptteil.
Dr. Nicolai Worm
978-3-942772-96-9 **19,99 €**

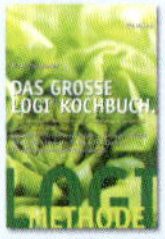

BEST-SELLER · SPIRALO

Das große LOGI-Kochbuch.
120 raffinierte Rezepte zur Ernährungsrevolution von Dr. Nicolai Worm. Mit exklusiven LOGI-Kompositionen der Spitzenköche Alfons Schuhbeck, Vincent Klink, Ralf Zacherl, Christian Henze und Andreas Gerlach.
Franca Mangiameli
978-3-942772-79-2 **19,99 €**

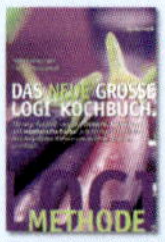

BEST-SELLER · SPIRALO

Das neue große LOGI-Kochbuch.
120 neue Rezepte – auch für Desserts, Backwaren und vegetarische Küche. Jede Menge LOGI-Tricks und die klügsten Alternativen zu Pizza, Pommes und Pasta.
Franca Mangiameli | Heike Lemberger
978-3-942772-88-4 **19,99 €**

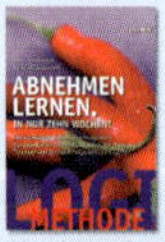

SPIRALO

Abnehmen lernen. In nur zehn Wochen!
Das intelligente LOGI-Power-Programm zur dauerhaften Gewichtsreduktion. Mit diesem Tagebuch werden Sie Ihr eigener LOGI-Coach!
Heike Lemberger
Franca Mangiameli
978-3-942772-59-4 **15,99 €** ~~18,99 €~~

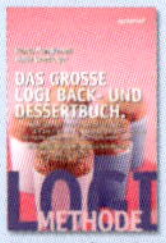

BEST-SELLER

Das große LOGI-Back- und Dessertbuch.
Über 100 raffinierte Dessertrezepte, die Sie niemals für möglich gehalten hätten. So macht Leben nach LOGI noch mehr Spaß! Mit ausführlichem Stevia-Extrakapitel.
Franca Mangiameli | Heike Lemberger
978-3-927372-66-5 **19,95 €**

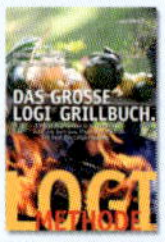

Das große LOGI-Grillbuch.
120 heiß geliebte Grillrezepte rund um Gemüse, Fisch und Fleisch. Ein Fest für LOGI-Freunde.
Heike Lemberger
Franca Mangiameli
978-3-942772-12-9 **15,99 €** ~~18,00 €~~

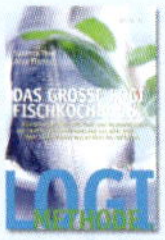

Das große LOGI-Fischkochbuch.
Köstliche Gerichte mit Fisch und Meeresfrüchten aus heimischen Gewässern und aus aller Welt.
S. Thiel | A. Fischer
978-3-942772-07-5 **15,99 €** ~~19,99 €~~

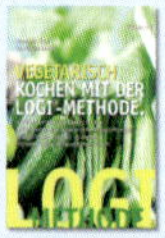

SPIRALO

Vegetarisch kochen mit der LOGI-Methode.
LOGI ohne Fisch und Fleisch? Na klar! 80 innovative und kreative LOGI-Veggie-Rezepte. Wenige Kohlenhydrate – glutenfrei! Mit vielen veganen Rezeptalternativen.
Susanne Thiel | Dr. Nicolai Worm
978-3-942772-89-1 **19,99 €**

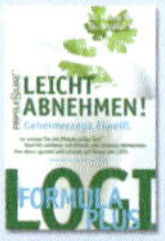

Leicht abnehmen! Geheimrezept Eiweiß.
Gewicht verlieren mit Eiweiß und Formula-Mahlzeiten. Und dann: gesund und schlank auf Dauer mit LOGI.
Dr. Hardy Walle | Dr. Nicolai Worm
978-3-95814-009-7 **19,99 €**

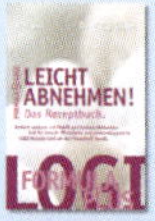

Leicht abnehmen! Das Rezeptbuch.
Gewicht verlieren mit Eiweiß und Formula-Mahlzeiten. Und für danach: 70 einfache und abwechslungsreiche LOGI-Rezepte.
Dr. Hardy Walle
978-3-927372-40-5 **12,95 €**

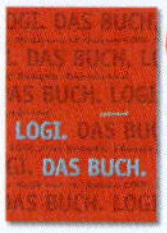

NEU

LOGI. Das Buch.
Das Beste aus 15 Jahren LOGI. 300 Rezepte, Theorie und Tipps.
978-3-95814-026-4 **30,00 €**

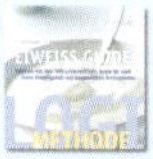

Eiweiß-Guide.
Tabellen mit über 500 Lebensmitteln bewertet nach ihrem Eiweißgehalt und ausgewählten Aminosäuren.
Franca Mangiameli | Heike Lemberger
Dr. Nicolai Worm
978-3-942772-64-8 **9,99 €**

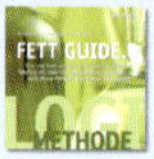

Fett Guide.
Wie viel Fett ist gesund? Welches Fett wofür? Tabellen mit über 500 Lebensmitteln, bewertet nach ihrem Fettgehalt und ihrer Fettqualität.
Heike Lemberger | Ulrike Gonder
Dr. Nicolai Worm
978-3-942772-09-9 **7,49 €** ~~9,99 €~~

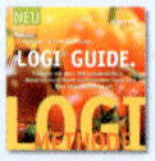

BEST-SELLER

LOGI-Guide.
Tabellen mit über 500 Lebensmitteln, bewertet nach ihrem glykämischen Index und ihrer glykämischen Last.
Franca Mangiameli
Dr. Nicolai Worm | Andra Knauer
978-3-942772-02-0 **6,99 €**

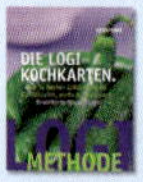

Die LOGI-Kochkarten.
Die besten LOGI-Rezepte. Einfallsreich, einfach, preiswert.
978-3-942772-54-9 **12,99 €**

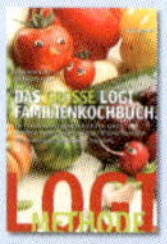

SPIRALO

Das große LOGI-Familien-kochbuch.
Die LOGI-Ernährungsmethode für die ganze Familie in Theorie und Praxis. Mit 100 tollen Rezepten, die auch Kindern schmecken.
Marianne Botta | Dr. Nicolai Worm
978-3- 95814-016-5 **19,99 €**

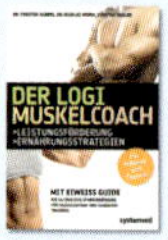

Der LOGI-Muskel-Coach.
Die ultimative Sporternährung für Muskelaufbau und Ausdauertraining.
Dr. Torsten Albers | Dr. Nicolai Worm
Kirsten Segler
978-3-942772-13-6 **19,99 €**

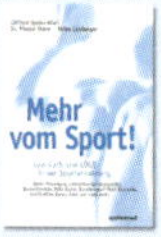

Mehr vom Sport! Low-Carb und LOGI in der Sporternährung.
Unter Mitwirkung zahlreicher Spitzensportler: Boxweltmeister Felix Sturm, Schwimmprofi Mark Warnecke, Leichtathlet Danny Ecker und viele mehr.
Clifford Opoku-Afari | Dr. Nicolai Worm
Heike Lemberger
978-3-927372-41-2 **19,95 €**

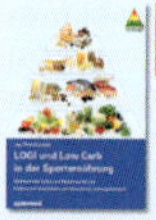

FÜR FACHKREISE

LOGI und Low Carb in der Sporternährung.
Glykämischer Index und glykämische Last – Einfluss auf Gesundheit und körperliche Leistungsfähigkeit.
Jan Prinzhausen
978-3-927372-30-6 **24,90 €**

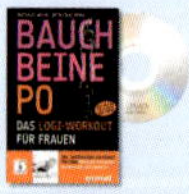

Bauch, Beine, Po – das LOGI-Workout für Frauen. (DVD)
Inklusive ausführlichem Booklet.
M. Maier | Dr. N. Worm
978-3-927372-98-6 **8,99 €** ~~14,95 €~~

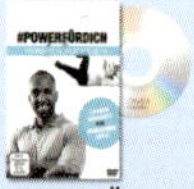

#POWERFÜRDICH. (DVD)
Trainiert, schlank & sexy. Das 12-Wochen-Programm von Promi-Trainer Cliff.
Clifford Opoku-Afari
978-3-95814-010-3 **14,99 €**

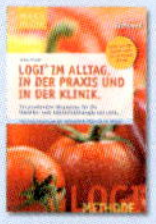

LOGI im Alltag, in der Praxis und in der Klinik.
Andra Knauer
978-3-942772-31-0 **6,99 €** ~~8,99 €~~

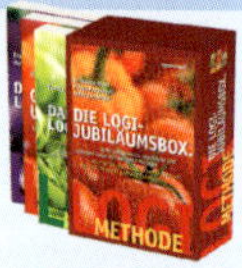

SPIRALO

Die LOGI-Jubiläumsbox.
10 erfolgreiche, glückliche und schlanke Jahre mit der LOGI-Methode. Enthält DIE drei Standardwerke rund um die LOGI-Methode zum Jubiläumspreis.
- Glücklich und schlank.
- Das große LOGI-Kochbuch.
- Das neue große LOGI-Kochbuch.

Dr. Nicolai Worm | Franca Mangiameli
Heike Lemberger
978-3-927372-68-9 **50,00 €**
(erhältlich solange der Vorrat reicht)

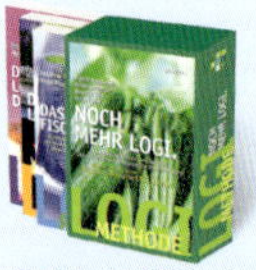

Noch mehr LOGI.
Die LOGI-Fisch-, -Back- und -Grillbox. Über 400 raffinierte Rezepte. Die Box beinhaltet:
- das große LOGI-Fischkochbuch
- das große LOGI-Grillbuch,
- das große LOGI-Back- und -Dessertbuch

Heike Lemberger | Franca Mangiameli
Susanne Thiel | Anna Fischer
978-3-942772-48-8 **45,00 €**
(erhältlich solange der Vorrat reicht)

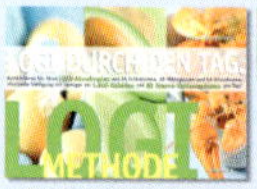

FLIP CHART TISCHAUFSTELLER

LOGI durch den Tag.
Kombinieren Sie Ihren LOGI-Abnehmplan aus 50 Frühstücken, 50 Mittagessen und 50 Abendessen. Maximale Sättigung mit weniger als 1.600 Kalorien und 80 Gramm Kohlenhydraten pro Tag!
Franca Mangiameli
978-3-95814-007-3 **24,99 €**

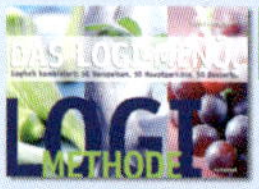

FLIP CHART TISCHAUFSTELLER

Das LOGI-Menü.
Logisch kombiniert: 50 Vorspeisen, 50 Hauptgerichte, 50 Desserts.
Franca Mangiameli
978-3-95814-006-6 **24,99 €**

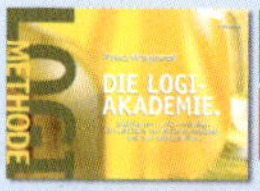

FLIP CHART TISCHAUFSTELLER · FÜR FACHKREISE

Die LOGI-Akademie.
LOGI lehren – LOGI verstehen. Ein Leitfaden zur Patientenschulung und zum Selbststudium.
Franca Mangiameli
978-3-927372-59-7 **34,99 €** ~~48,00 €~~

Gesundheit

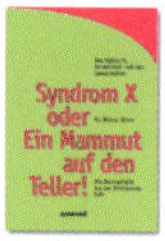

BEST-SELLER

Syndrom X oder Ein Mammut auf den Teller!
Mit Steinzeitdiät aus der Wohlstandsfalle.
Dr. Nicolai Worm
978-3-927372-23-8 **19,90 €**

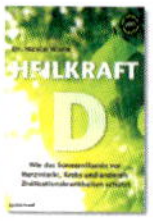

BEST-SELLER

Heilkraft D.
Wie das Sonnenvitamin vor Herzinfarkt, Krebs und anderen Zivilisationskrankheiten schützt.
Dr. Nicolai Worm
978-3-927372-47-4 **15,95 €**

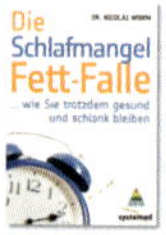

Die Schlafmangel-Fett-Falle.
… wie Sie trotzdem gesund und schlank bleiben.
Dr. Nicolai Worm
978-3-927372-94-8 **4,99 €** ~~14,95 €~~

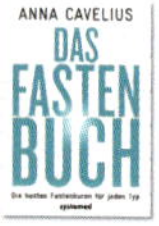

Das Fastenbuch.
Die besten Fastenkuren für jeden Typ.
Anna Cavelius
978-3-927372-85-6 **19,99 €**

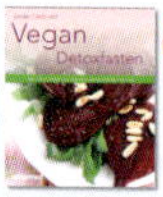

NEU

Vegan Detoxfasten.
Das 7-Tage-Programm zur Regulation des Säure-Basen-Haushaltes.
Anna Cavelius
978-3-942772-97-6 **8,99 €**

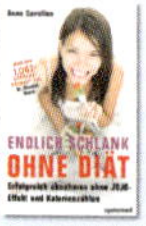

Endlich schlank ohne Diät.
Erfolgreich abnehmen ohne Jo-Jo-Effi und Kalorienzählen - nach dem LOGI-Erfolgsprinzip von Dr. Nicolai W
Anna Cavelius
978-3-942772-10-5 **7,49** ~~9,9€~~

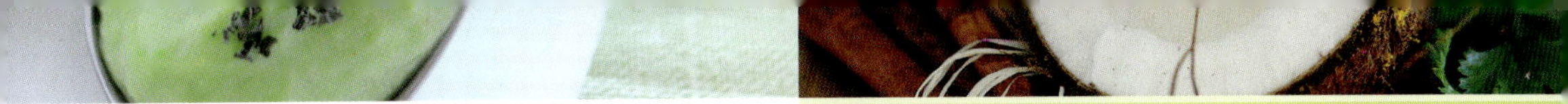

systemed Küchenratgeber

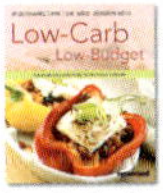

Low-Carb – Low-Budget.
Kohlenhydratbilanzierte Küche für den kleinen Geldbeutel.
Wolfgang Link | Dr. med. Jürgen Voll
978-3-942772-65-5 **8,99 €**

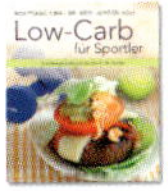

Low-Carb für Sportler.
30 kohlenhydratreduzierte Gerichte für den Sportler.
Wolfgang Link | Dr. med. Jürgen Voll
978-3-942772-91-4 **8,99 €**

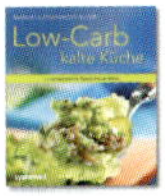

Low-Carb kalte Küche.
40 kohlenhydratarme Rezepte ohne zu kochen.
Manuela Oehninger Suter
978-3-95814-021-9 **8,99 €**

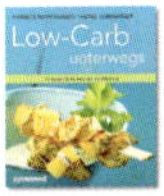

Low-Carb unterwegs.
40 Rezepte für die Reise und zum Mitnehmen.
Franca Mangiameli | Heike Lemberger
978-3-942772-66-2 **8,99 €**

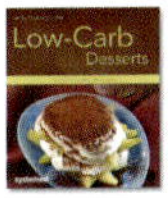

Low-Carb-Desserts.
40 Desserts mit wenig Kohlenhydraten.
Wolfgang Link
978-3-942772-95-2 **8,99 €**

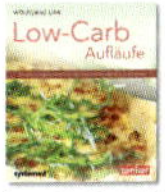

Low-Carb-Aufläufe.
40 kohlenhydratarme Rezepte aus dem Ofen & Wissenswertes zu Auflaufformen.
Wolfgang Link
978-3-95814-022-6 **8,99 €**

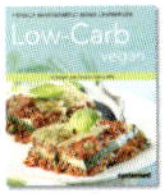

Low-Carb vegan.
40 Rezepte ohne tierische Lebensmittel.
Franca Mangiameli | Heike Lemberger
978-3-942772-68-6 **8,99 €**

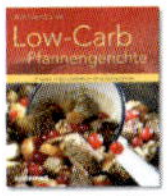

Low-Carb-Pfannengerichte.
40 Rezepte für die schnelle Pfanne mit wenig Kohlenhydraten.
Wolfgang Link
978-3-942772-93-8 **8,99 €**

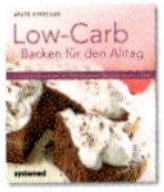

Low-Carb-Backen für den Alltag.
22 kohlenhydratarme, einfache und 100% funktionierende Rezepte für Kuchen und Kekse.
Beate Strecker
978-3-95814-033-2 **8,99 €**

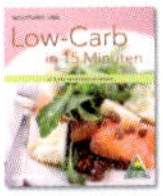

Low-Carb in 15 Minuten.
40 »leichte« Schnellrezepte zum Genießen.
Wolfgang Link
978-3-942772-75-4 **8,99 €**

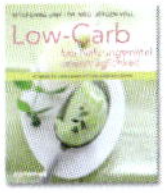

Low-Carb bei Nahrungsmittelunverträglichkeit.
30 Rezepte bei Laktoseintoleranz/Fruktoseintoleranz/Zöliakie.
W. Link | Dr. med. J. Voll **4,99 €**
978-3-942772-74-7 ~~7,99 €~~

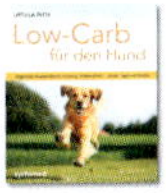

Low-Carb für den Hund.
Artgerechte Hundeernährung mit wenig Kohlenhydraten – Wissen, Tipps und Rezepte.
Ursula Bien
978-3-95814-011-0 **8,99 €**

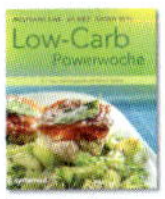

Low-Carb-Powerwoche.
In 7 Tagen Vitalität gewinnen und Gewicht verlieren.
Wolfgang Link | Dr. med. Jürgen Voll
978-3-942772-87-7 **8,99 €**

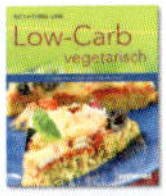

Low-Carb vegetarisch.
40 vegetarische Rezepte ohne Fisch und Fleisch.
Wolfgang Link
978-3-95814-005-9 **8,99 €**

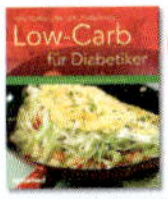

NEU

Low-Carb für Diabetiker.
30 kohlenhydratarme Rezepte zur Blutzuckerregulation.
Wolfgang Link | Dr. Jürgen Voll
978-3-95814-045-5 **8,99 €**

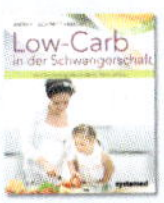

Low-Carb in der Schwangerschaft.
Gesundheit mit wenig Kohlenhydraten für Mutter und Baby.
Annett Schmittendorf
978-3-942772-72-3 **8,99 €**

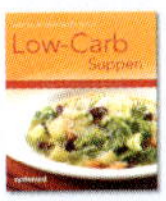

Low-Carb-Suppen.
40 Suppen und Eintöpfe zum einfachen Nachkochen.
Manuela Oehninger Suter
978-3-95814-004-2 **8,99 €**

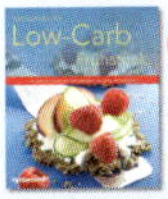

NEU

Low-Carb-Frühstück.
40 abwechslungsreiche Frühstücksideen mit wenig Kohlenhydraten.
Wolfgang Link
978-3-95814-046-2 **8,99 €**

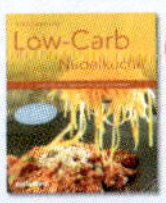

NEU

Low-Carb-Nudelküche.
40 köstliche echte Pastarezepte mit wenig Kohlenhydraten.
Wolfgang Link
978-3-95814-047-9 **8,99 €**

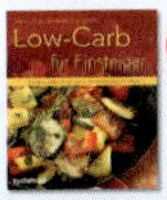

NEU

Low-Carb für Einsteiger.
32 einfache Rezepte für den Start in eine kohlenhydratarme Ernährung.
Manuela Oehninger Suter
978-3-95814-048-6 **8,99 €**

Ketogene Ernährung

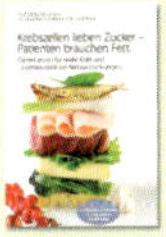

BEST-SELLER

Krebszellen lieben Zucker – Patienten brauchen Fett.
Gezielt essen für mehr Kraft und Lebensqualität bei Krebserkrankungen.
Prof. Ulrike Kämmerer
Dr. Christina Schlatterer | Dr. Gerd Knoll
978-3-927372-90-0 **24,99 €**

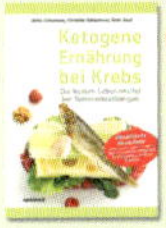

NEU

Ketogene Ernährung bei Krebs.
Die besten Lebensmittel bei Tumorerkrankungen.
Prof. Ulrike Kämmerer
Dr. Christina Schlatterer | Dr. Gerd Knoll
978-3-95814-037-0 **14,99 €**

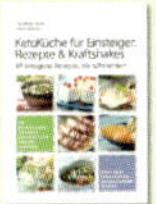

KetoKüche für Einsteiger: Rezepte & Kraftshakes.
50 ketogene Rezepte, die schmecken.
Dorothee Stuth | Ulrike Gonder
978-3-942772-42-6 **14,99 €**

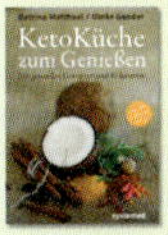

KetoKüche zum Genießen.
Mit gesunden Gewürzen und Kokosnuss. Über 100 ketogene Rezepte für Genießer.
Bettina Matthaei | Ulrike Gonder
978-3-942772-44-0 **19,99 €**

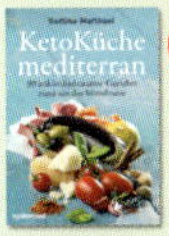

NEU

KetoKüche mediterran.
90 kohlenhydratarme Gerichte rund um das Mittelmeer.
Bettina Matthaei
978-3-95814-044-8 **19,99 €**

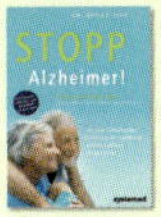

JETZT ALS PAPERBACK

Stopp Alzheimer!
Wie Demenz vermieden und behandelt werden kann.
Dr. Bruce Fife **20,00 €**
978-3-942772-86-0 ~~24,99 €~~

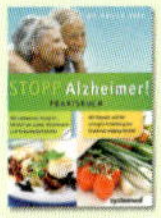

Stopp Alzheimer! Praxisbuch.
Wie Demenz vermieden und behandelt werden kann. Mit zahlreichen Rezepten, Mental-Test sowie Warenkunde und Kohlenhydrattabellen.
Dr. Bruce Fife
978-3-942772-27-3 **12,99 €**

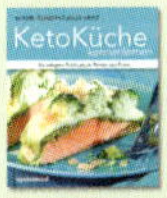

KetoKüche kennenlernen.
Die ketogene Ernährung in Theorie und Praxis.
Ulrike Gonder | Anja Leitz
978-3-942772-80-8 **8,99 €**

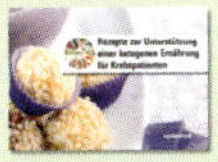

Praxisbroschüre Rezepte zur Unterstützung einer ketogenen Ernährung für Krebspatienten.
Prof. Ulrike Kämmerer | Nadja Pfetzer
(erhältlich nur beim Verlag) **6,90 €**

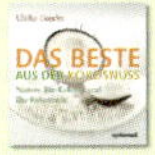

Das Beste aus der Kokosnuss.
Natives Bio-Kokosöl und Bio-Kokosmehl.
Ulrike Gonder
978-3-942772-56-3 **4,99 €**

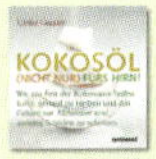

Kokosöl (nicht nur) fürs Hirn!
Wie das Fett der Kokosnuss helfen kann, gesund zu bleiben und das Gehirn vor Alzheimer und anderen Schäden zu schützen.
Ulrike Gonder
978-3-942772-38-9 **5,99 €**

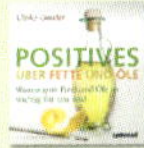

Positives über Fette und Öle.
Warum gute Fette und Öle so wichtig für uns sind.
Ulrike Gonder
978-3-942772-57-0 **4,99 €**

Alle 3 Bücher im Paket
978-3-942772-55-6 **12,00 €**

Das angesagte, neue Ernährungsthema im systemed Verlag: Gezielt essen bei Krebserkrankungen, Alzheimer und Demenz mit ketogener Ernährung.

systemed verlag

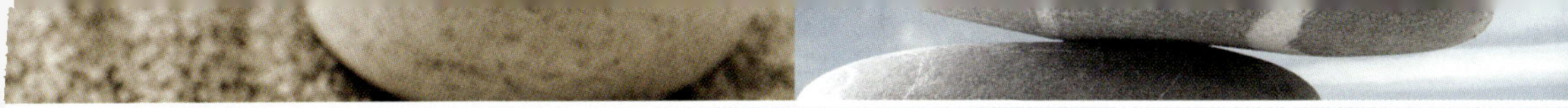

Yoga & Achtsamkeit

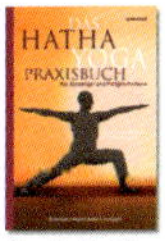

Das Hatha Yoga Praxisbuch.
Für Einsteiger und Fortgeschrittene.
Marcel Anders-Hoepgen
978-3-95814-035-6 **29,99 €**

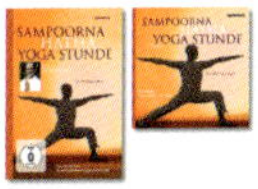

Sampoorna Hatha Yoga Stunde. (DVD)
Stufe 1
Marcel Anders-Hoepgen
978-3-927372-64-1 **17,95 €**

Sampoorna Hatha Yoga Stunde. (CD)
Stufe 1
Marcel Anders-Hoepgen
978-3-927372-65-8 **9,79 €** ~~14,95 €~~

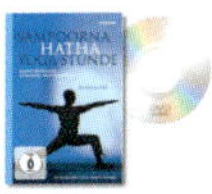

Sampoorna Hatha Yoga Stunde. (DVD)
Leichte Mittelstufe
Schwerpunkt: Dehnung der Hüften
Marcel Anders-Hoepgen
978-3-942772-04-4 **17,95 €**

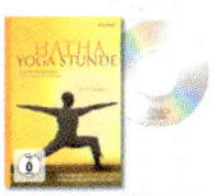

Hatha Yoga Stunde. (DVD)
Leichte Mittelstufe
Schwerpunkt: Kraftaufbau
Marcel Anders-Hoepgen
978-3-927372-84-9 **17,99 €**

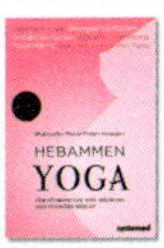

Hebammen Yoga.
Übungen zur Geburtsvorbereitung und Rückbildung. *Inkl. Mantra-Audio-CD.*
Marcel Anders-Hoepgen
978-3-927372-99-3 **5,99 €** ~~19,99 €~~

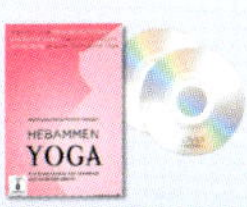

Hebammen Yoga. (Doppel-DVD)
Übungen zur Geburtsvorbereitung und Rückbildung.
Marcel Anders-Hoepgen
978-3-942772-03-7 **16,95 €**

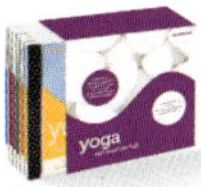

Yoga von Kopf bis Fuß.
5-Minuten-Übungen aus dem Sampoorna Hatha Yoga.
Die Box beinhaltet:
- Augenentspannung (CD)
- Gleichgewicht (CD)
- Oberen Rücken stärken (CD)
- Unteren Rücken stärken (CD)
- Bauchmuskulatur stärken (CD)

Marcel Anders-Hoepgen
978-3-942772-45-7 **15,00 €** ~~30,00 €~~
(erhältlich solange der Vorrat reicht)

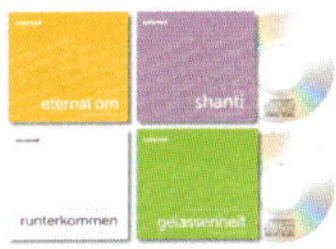

Nada-Yoga-Musik-Reihe.
Marcel Anders-Hoepgen

Eternal OM (CD)
978-3-942772-16-7 9,99 €

Shanti (CD)
978-3-942772-29-7 9,99 €

Runterkommen (CD)
978-3-942772-17-4 9,99 €

Gelassenheit (CD)
978-3-942772-15-0 9,99 €

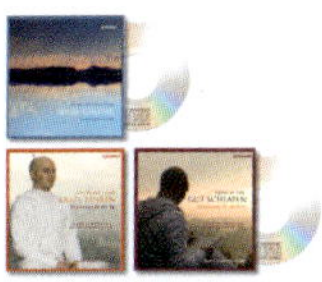

Marcel Anders-Hoepgen

Besser schlafen. (CD)
Entspannung für die Nacht.
978-3-942772-25-9 **9,99 €**

Gut schlafen. (CD)
Entspannung für die Nacht.
978-3-927372-62-7 **9,95 €**

Kraft tanken. (CD)
Entspannung für den Tag.
978-3-927372-61-0 **7,99 €**

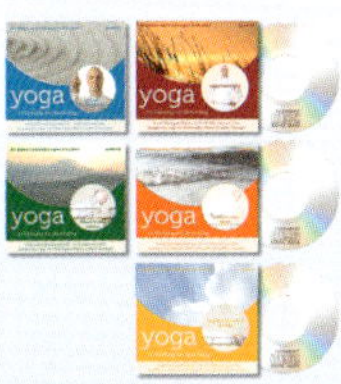

Marcel Anders-Hoepgen

Augenentspannung (CD)
978-3-927372-71-9 8,95 €

Gleichgewicht (CD)
978-3-927372-72-6 8,95 €

Oberen Rücken stärken (CD)
978-3-927372-73-3 8,95 €

Unteren Rücken stärken (CD)
978-3-927372-74-0 8,95 €

Bauchmuskulatur stärken (CD)
978-3-927372-75-7 8,95 €

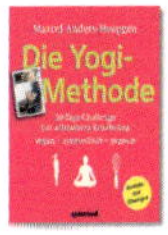

Die Yogi-Methode.
30-Tage-Challenge zur achtsamen Ernährung.
Vegan – ayurvedisch – yogisch.
Marcel Anders-Hoepgen
978-3-942772-69-3 **19,99 €**

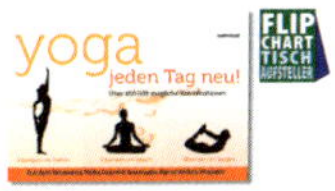

Yoga: Jeden Tag neu!
Über 100.000 mögliche Kombinationen für Übungseinheiten à 5 bis 10 Minuten.
Marcel Anders-Hoepgen
978-3-927372-69-6 **13,99 €** ~~28,00 €~~

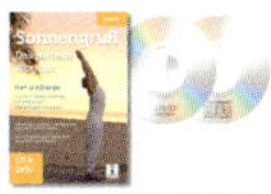

Sonnengruß, Teil 1. (DVD + CD)
Das perfekte Workout.
Marcel Anders-Hoepgen
978-3-927372-77-1 **9,99 €** ~~16,95 €~~

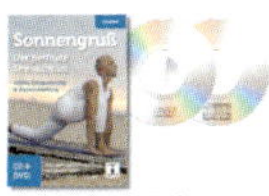

Sonnengruß, Teil 2. (DVD + CD)
Der perfekte Stressabbau.
Marcel Anders-Hoepgen
978-3-927372-97-9 **9,99 €** ~~16,95 €~~

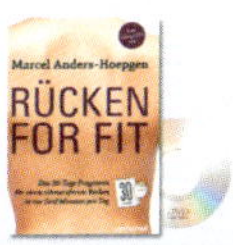

Rücken for fit.
Das 30-Tage-Programm für einen schmerzfreien Rücken in nur fünf Minuten pro Tag.
Inklusive Übungs-DVD.
Marcel Anders-Hoepgen
978-3-942772-53-2 **14,99 €** ~~19,99 €~~

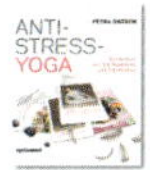

Anti-Stress-Yoga.
Kartenbox mit 18 Rezepten und 56 Asanas.
Petra Orzech
978-3-942772-85-3 **14,99 €**

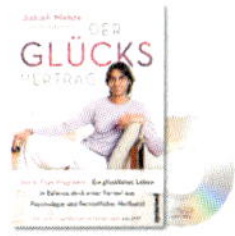

Der Glücksvertrag
Das 21-Tage-Programm. Ein glückliches Leben in Balance dank einer Formel aus Psychologie und fernöstlicher Heilkunst.
Inklusive DVD.
A. Mehta | G. Brüggemann
978-3-942772-14-3 **5,99 €** ~~19,99 €~~

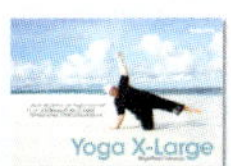

Yoga X-Large.
Auch Dicke können Yoga machen! Yoga- und Bewusstheitsübungen für Menschen mit Plus-Size-Körpern.
Birgit Feliz Carrasco
978-3-942772-77-8 **17,99 €**

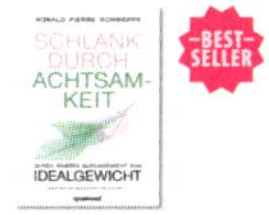

Schlank durch Achtsamkeit.
Durch inneres Gleichgewicht zum Idealgewicht.
Ronald Pierre Schweppe
978-3-942772-90-7 **14,99 €**

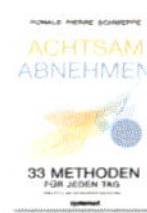

Achtsam abnehmen.
33 Methoden für jeden Tag.
Ronald Pierre Schweppe
978-3-942772-99-0 **12,99 €**

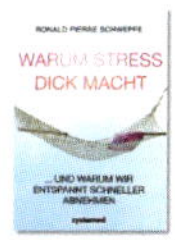

Warum Stress dick macht
… und warum wir entspannt schneller abnehmen.
Ronald Pierre Schweppe
978-3-942772-51-8 **9,75 €** ~~12,99 €~~

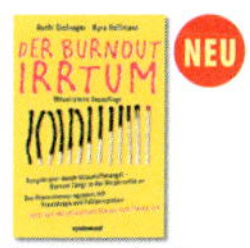

Der Burnout-Irrtum
Ausgebrannt durch Vitalstoffmangel – Burnout fängt in der Körperzelle an! Das Präventionsprogramm mit Praxistipps und Fallbeispielen.
Uschi Eichinger | Kyra Hoffmann
978-3-95814-042-4 **19,99 €**

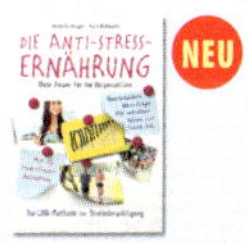

Die Anti-Stress-Ernährung.
Die LOGI-Methode zur Stressbewältigung. Mehr Power für die Körperzellen.
Uschi Eichinger | Kyra Hoffmann
978-3-95814-032-5 **19,99 €**

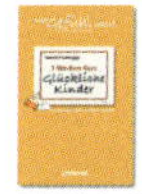

Glückliche Kinder.
Erziehung in Liebe und Achtsamkeit.
Aus der Reihe »mitGefühl«
Ronald Pierre Schweppe
978-3-95814-000-4 **7,99 €**

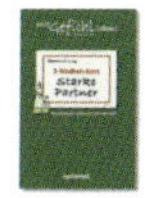

Starke Partner.
Beziehung in Liebe und Achtsamkeit.
Aus der Reihe »mitGefühl«
Aljoscha Long
978-3-95814-001-1 **7,99 €**

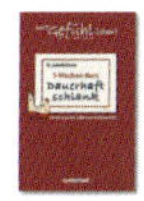

Dauerhaft schlank.
Ernährung mit Liebe und Achtsamkeit.
Aus der Reihe »mitGefühl«
Dr. Julia Bollwein
978-3-95814-002-8 **7,99 €**

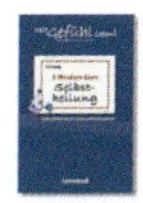

Selbstheilung.
Gesundheit durch Liebe und Achtsamkeit.
Aus der Reihe »mitGefühl«
Fei Long
978-3-95814-003-5 **7,99 €**

systemed Verlag
Kastanienstraße 10
D-44534 Lünen
Telefon 02306 63934
Telefax 02306 61460
www.systemed.de
faltin@systemed.de

systemed verlag

Impressum

Redaktion: systemed Verlag, Lünen
systemed GmbH, Kastanienstr. 10, 44534 Lünen
Lektorat: Susanne Bader, Weißach

Fotografie: Studio Reiner Schmitz, München
Foodstyling: Marcel Sumpf, München
Stockfotografie: www.fotolia.de

Gestaltung und Satz: A flock of sheep, Lübeck

Druck: Longo AG, Bozen/Italien
ISBN: 978-3-95814-045-5

1. Auflage

Hinweis: Alle Informationen und Hinweise, die in diesem Buch enthalten sind, wurden von den Autoren nach bestem Wissen erarbeitet und von ihnen und dem Verlag mit größtmöglicher Sorgfalt überprüft. Unter Berücksichtigung des Produkthaftungsrechts müssen wir allerdings darauf hinweisen, dass inhaltliche Fehler und Auslassungen nicht völlig auszuschließen sind. Für etwaige fehlerhafte Angaben können die Autoren, Verlag und Verlagsmitarbeiter keinerlei Verpflichtung und Haftung übernehmen. Korrekturhinweise sind jederzeit willkommen und werden gerne berücksichtigt.

systemed verlag

LOGI® DAS ORIGINAL BEI SYSTEMED